ATLANTE DEGLI ETEROMORFISMI CROMOSOMICI

Vincenzo Aiello, Michele Rubini

ATLANTE DEGLI ETEROMORFISMI CROMOSOMICI

PM
EDIZIONI

PM edizioni
via Garibaldi, 3
17019 Varazze (SV)

www.pmedizioni.it

ISBN 978-88-99565-32-9
Prima edizione: dicembre 2016

In ricordo dell'amico e collega Gianluigi Terzoli

INDICE

CAPITOLO 1

INTRODUZIONE

1.1 Lo studio dei cromosomi

La citogenetica è una disciplina che studia la struttura, la funzione e l'evoluzione dei cromosomi e tratta del comportamento di questi ultimi durante le divisioni delle cellule somatiche e della linea germinale (Miller e Therman 2001). I cromosomi umani sono costituiti da cromatina. Nel corso della divisione cellulare, in fase mitotica, la cromatina è compatta al massimo grado. Il termine "*cromatina*" inteso come materiale genetico delle cellule eucariotiche formato da complessi *nucleoproteici*, la cui struttura è determinata dall'interazione del DNA con proteine, è stato così definito per la prima volta da Fleming nel 1876.

1.2 La cromatina

Il DNA presente nel nucleo di una cellula umana ha una lunghezza che è di circa 1,1 metri, come tale non potrebbe entrare nel nucleo che ha un diametro medio di 5 µm, per ovviare a ciò la molecola di DNA possiede proteine basiche dette istoni che ne permettono il compattamento. Si conoscono 2 famiglie di istoni: la prima comprende le proteine H2A, H2B, H3 e H4, mentre la seconda comprende solo l'istone H1. Gli istoni della prima classe si organizzano in strutture ottameriche che permettono la prima fase del compattamento ovvero la formazione della cosiddetta "*collana di perle*" con spessore di 10 nm. Le perle sono agglomerati costituiti da DNA e proteine istoniche unite da un filamento sottile di solo DNA. Si indica con il termine *nucleosoma* l'insieme formato da un rocchetto di avvolgimento, fatto di istoni ed il DNA ad esso associato. Il nucleosoma è l'unità fondamentale della cromatina e la sua organizzazione molecolare è costituita da un core di istoni (un ottamero composto da due tetrameri ciascuno dei quali formato dagli istoni H2A, H2B, H3, H4) intorno al quale si avvolge il DNA (Fig. 1.1).

Il ruolo dell'istone H1 è quello di stabilizzare il nucleosoma, ancorando il DNA al rocchetto (ottamero) (Fig. 1.2). Il tratto di DNA

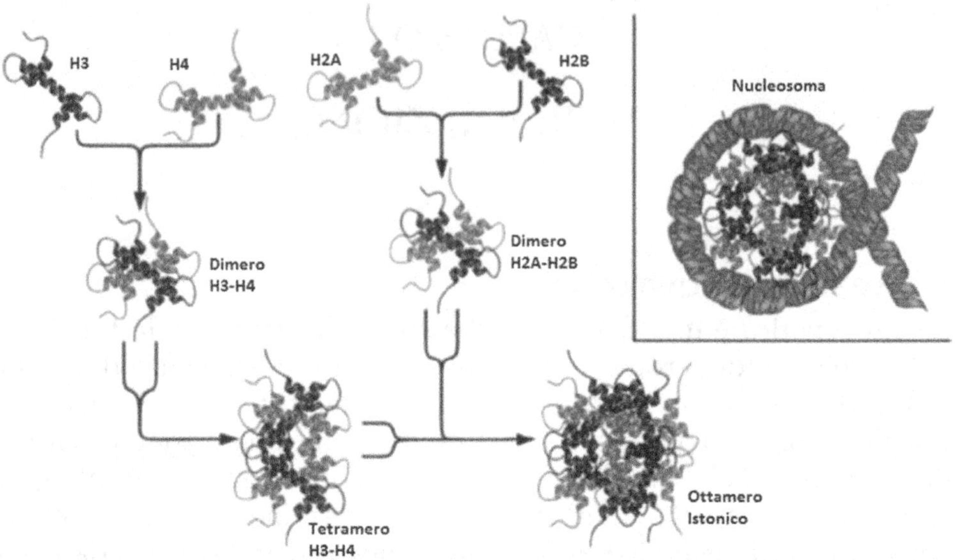

Figura 1.1: Assemblaggio degli istoni a formare il nucleosoma.

compreso tra due nucleosomi successivi è detto *DNA linker*. L'ulteriore fase di compattamento è costituita dal *solenoide* e la sua struttura ha uno spessore di 30 nm. L'istone H1 avvicina i rocchetti attraverso legami testa-coda con altri istoni.

Il *solenoide*, a sua volta, può formare anse (spessore 300 nm) e superanse (700 nm) fino ad arrivare alla forma massimamente compattata della cromatina, il *cromosoma metafasico* che ha uno spessore totale di 1400 nm. Questi ultimi livelli di impacchettamento della cromatina richiedono una struttura di ancoraggio di natura proteica detta "*scaffold*", costituita da proteine non istoniche (Fig. 1.3).

Sequenze differenti di DNA presentano un grado di condensazione variabile durante il ciclo cellulare da ciò si può giungere a una classificazione della cromatina in due stati differenti su base citochimica e funzionale, queste due differenti forme della cromatina vengono chiamate: *eucromatina* ed *eterocromatina* (Fig. 1.4).

L'*eucromatina* si presenta in forma condensata in metafase e in forma decondensata in interfase e contiene la maggior parte dei geni strutturali a singola copia. Il termine *eterocromatina* fu coniato da Heitz nel 1928 per indicare il materiale cromosomico densamente impacchettato e più scuro all'interno del *nucleo eucariotico* che rimane condensato durante l'intero ciclo cellulare. L'*eterocromatina* nell'uomo rappresenta circa il 15% del genoma, nella *Drosophila melanogaster circa il 30-35%*.

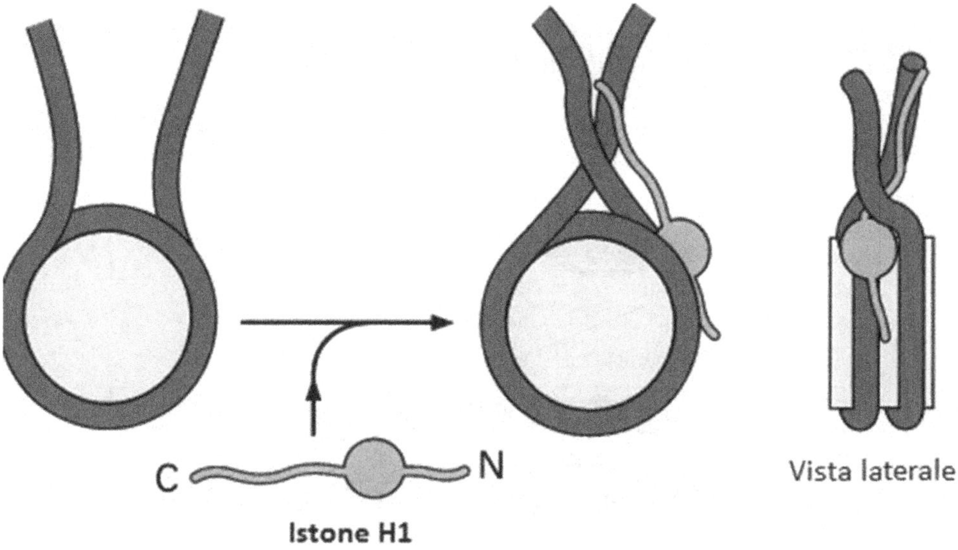

Figura 1.2: Struttura dell' istone H1.

L'eterocromatina ha una replicazione tardiva in fase S del ciclo cellulare, presenta una ridotta ricombinazione meiotica, ha un livello percentuale di trascrizione più basso rispetto all'eucromatina, e presenta un ridotto numero di geni per unità di lunghezza. È situata nelle regioni pericentromeriche e telomeriche, è formata da sequenze di DNA altamente ripetute, principalmente rappresentate da DNA *satellite* e da sequenze mediamente ripetute (10-50 volte) rappresentate principalmente dagli *Elementi Trasponibili* (Young 1979). Ancora oggi è poco chiaro il ruolo biologico dell'eterocromatina, anche se la sua presenza è risultata indispensabile nel genoma degli eucarioti. Un differente comportamento e la diversa natura molecolare delle sequenze eterocromatiche permettono la distinzione in "*eterocromatina facoltativa*" ed "*eterocromatina costitutiva*" (Brown, 1966).

L'*eterocromatina facoltativa* corrisponde a specifiche regioni cromosomiche o anche a interi cromosomi, a volte anche interi set aploidi (normalmente eucromatici), che assumono, nelle diverse tipologie cellulari o nei vari stadi di sviluppo, un alto grado di condensazione e che rimangono condensati solo in determinati tessuti o stadi di sviluppo. Un esempio di *eterocromatina facoltativa* è l'inattivazione di uno dei due cromosomi X di mammifero, fenomeno che garantisce la compensazione del dosaggio dei geni legati al sesso (Lyon, 1972). Questo

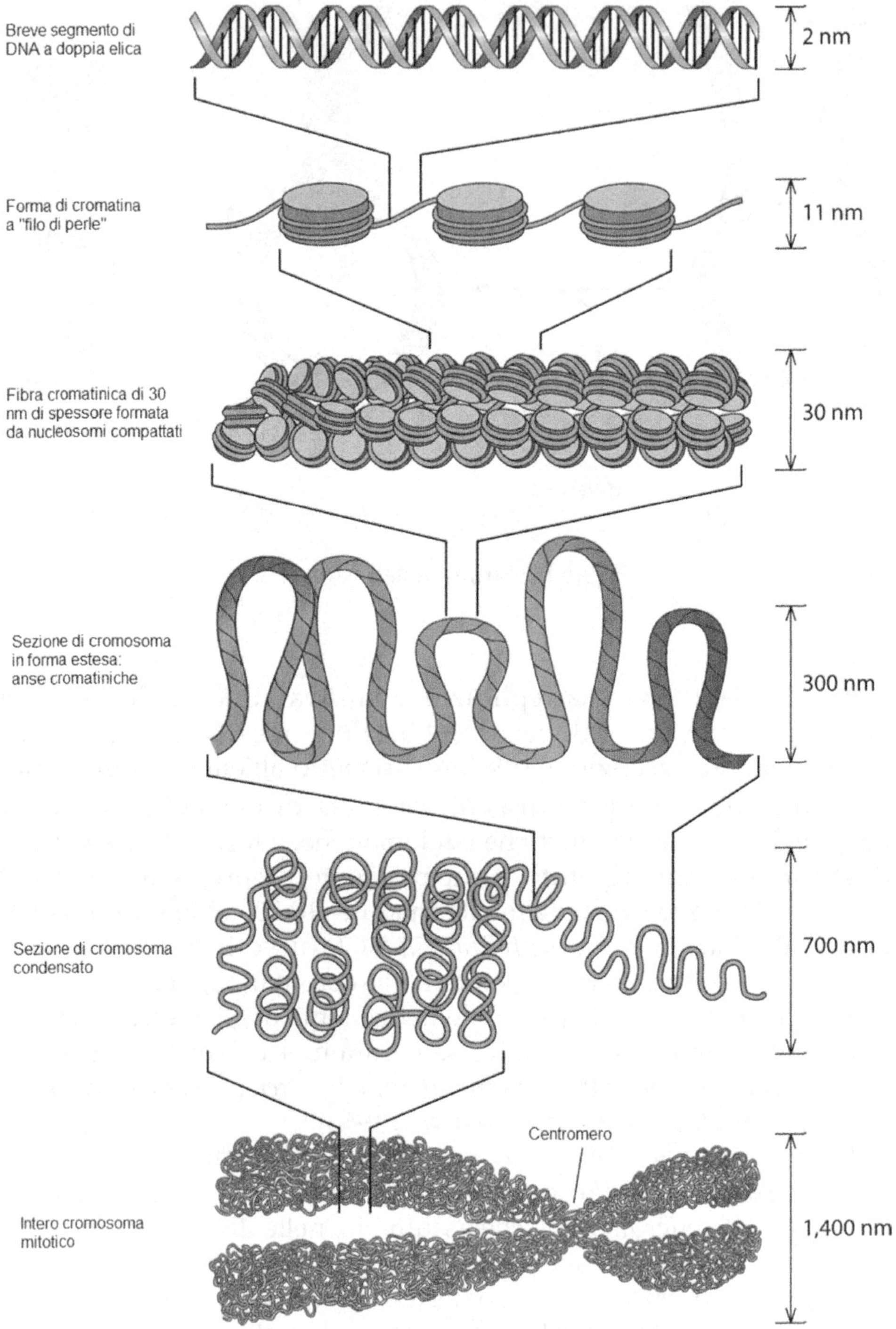

Figura 1.3: Fasi del compattamento del DNA.

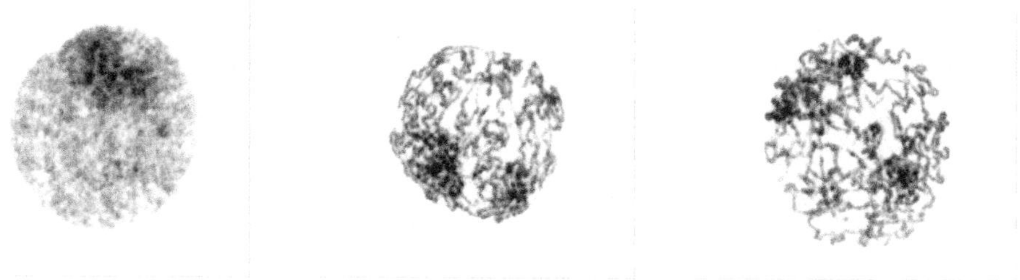

Figura 1.4: Diversi stadi di spiralizzazione del nucleo.

fenomeno è stabilito precocemente durante lo sviluppo embrionale ed è poi mantenuto nelle generazioni successive in cellule somatiche (Hennig, 1999).

L'*eterocromatina costitutiva* è generalmente inattiva ed è costituita da particolari regioni che usualmente non sono mai espresse. Essa include le sequenze di DNA satellite, ovvero DNA altamente ripetitivo costituito da una serie di sequenze molto brevi ripetute numerose volte in tandem. Generalmente le sequenze di DNA satellite si trovano localizzate nella cromatina associata alle regioni centromeriche dei cromosomi. L'*eterocromatina costitutiva* è una componente permanente di tutti i cromosomi. Si presenta come una struttura compatta nell'intero ciclo cellulare ed è localizzata a livello del centromero e dei telomeri, nelle vicinanze della regione organizzatrice del nucleolo; costituisce, inoltre, una cospicua parte dei cromosomi sessuali; può trovarsi interspersa nell'eucromatina e assume per questo il nome di *eterocromatina intercalare*.

Oltre al suo alto grado di condensazione l'*eterocromatina costitutiva* presenta un ritardo nella replicazione, una scarsa attività trascrizionale e un numero ridotto di geni per unità di lunghezza rispetto all'eucromatina. L'*eterocromatina costitutiva* rappresenta un tipo strutturale di cromatina il cui significato biologico non è ancora chiaro. Essa è presente in tutti gli eucarioti superiori, dagli animali alle piante, in percentuale variabile dal 20% all'80%, è inoltre presente in tutte le fasi del ciclo cellulare e in tutti gli stadi dello sviluppo, sulle regioni corrispondenti di entrambi i cromosomi omologhi; si replica tardivamente durante la fase S e presenta una ridotta ricombinazione meiotica (Hennig, 1999, Dernburg et al., 1996, Karpen e Allshire, 1997).

Un'organizzazione simile è presente in *Arabidopsis thaliana*, dove l'eterocromatina centromerica consiste principalmente di sequenze satelliti con ripetizioni di 180 bp e di retrotrasposoni (ovvero frammenti di DNA capaci di trascriversi autonomamente in un intermedio ad

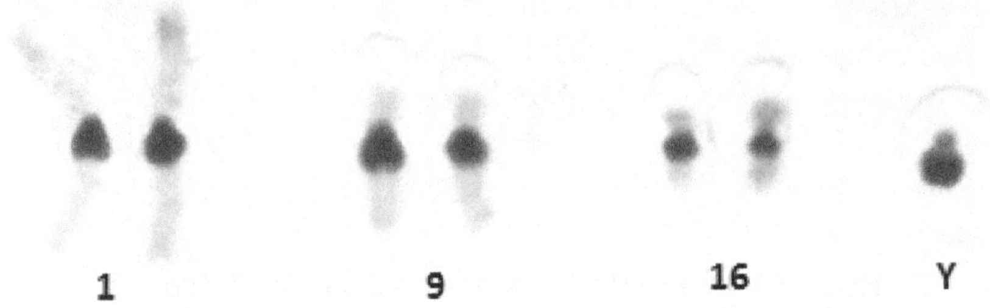

Figura 1.5: Il bandeggio CBG evidenzia le regioni eterocromatiche costitutive dei cromosomi 1, 9, 16 e Y.

RNA e conseguentemente replicarsi in diverse posizioni all'interno del genoma), la maggior parte dei quali fanno parte della famiglia *Athilia* (Fransz et al., 2000). In questa specie è stato inoltre sequenziato un *knob eterocromatico* sul braccio corto del cromosoma 4 (*knob*= ingrossamenti che si colorano più intensamente con le normali tecniche di preparazione citologica), rivelando 22.5 copie organizzate in tandem di una ripetizione di 1950 bp circondato da DNA ricco in *retrotrasposoni* (CSHL/WUGSC/PEB arabidopsis seq. cons., 2000). Un simile *knob eterocromatico* è stato parzialmente caratterizzato anche in *Zea Mays* e presenta un'organizzazione analoga (Ananiev et al. 1998). Si presume che le sequenze ripetute siano le responsabili del conferimento di proprietà eterocromatiche, un'ipotesi convalidata dal fatto che, in mammiferi transgenici, le sequenze ripetute sono capaci di indurre il silenziamento dei geni (Garrick et al., 1998).

Nei cromosomi umani le regioni eterocromatiche evidenziate dal bandeggio CBG risultano localizzate essenzialmente a livello dei centromeri: le larghe bande C presenti sui cromosomi 1, 9, 16 e su gran parte del braccio lungo del cromosoma Y (Fig. 1.5).

Come già visto per altri eucarioti, tutte queste regioni del genoma sono ricche di sequenze ripetute in tandem (Lee et al. 1997).

Nella *Drosophila*, l'eterocromatina codifica per un certo numero di geni ed ha un'importante ruolo nei meccanismi cromosomici. Senza sufficiente eterocromatina, i cromosomi segregano inappropriatamente nelle cellule figlie (Wallrath 1998). L'eterocromatina può essere di tipo α o β.

La *α-eterocromatina*, citologicamente individuabile con il bandeggio C è costituita da eterocromatina costitutiva, può contenere o mancare di elementi mobili e consiste di ripetizioni in tandem di una sequenza semplice che subisce evoluzione concertata (cfr. alfoidi). I blocchi di α-eterocromatina sono polimorfici, possono variare da un individuo all'altro e non presentano i chiasmi associati alla ricombinazione.

La *β-eterocromatina* è stata individuata nel braccio corto dei cromosomi di hamster siriano (Popescu e Di Paolo, 1979), ed è stata originariamente individuata in *Drosophila melanogaster* dove è presente nei cromosomi politenici sotto forma di fibre relativamente disorganizzate e tardive nella replicazione e costituisce il limite tra α-eterocromatina centromerica non politenizzata e l'eucromatina bandeggiata e politenizzata.

Ambedue i tipi di eterocromatina, tardivi nella replicazione, possono incorporare *retrotrasposoni mobili*, ma la differenza che giustifica la distinzione in eterocromatina α e β deriva dalla proprietà, da parte della α-eterocromatina, oltre alla presenza di geni unici, di formare chiasmi nei processi di ricombinazione omologa; i chiasmi, sopprimendo la formazione delle ripetizioni in tandem, sono all'origine della tipica struttura della α-eterocromatina.

1.3 DNA megasatellite, satellite, minisatellite e microsatellite

Le sequenze ripetute in tandem formano dei blocchi sui cromosomi e in base alle dimensioni dei blocchi stessi vengono suddivise in subclassi di DNA: macro o mega satellite, satellite, minisatellite e microsatellite.

Il *DNA megasatellite* è costituito da un monomero di ripetizione di grandi dimensioni un esempio è il RS447, un monomero di 4.7kb ripetuto in tandem solamente 60 volte sul cromosoma 4p15 e individuato anche sul cromosoma 8p (Gondo et al. 1998).

Il *DNA minisatellite* comprende i *minisatelliti ipervariabili* e i *minisatelliti telomerici*, due tipi di sequenze di DNA ripetuto in tandem, di modeste dimensioni e disperso nel genoma nucleare.

Il *DNA minisatellite telomerico* è generalmente costituito da *esanucleotidi*: "TTAGGG" ripetuti in tandem che vengono aggiunti alla fine di ogni cromosoma dall'enzima telomerasi. Queste sequenze impediscono la degradazione delle estremità dei cromosomi.

Il *DNA minisatellite ipervariabile*, noto come VNTR (*variable number tandem repeat*) è rappresentato da oltre 1000 gruppi di corte sequenze ripetute in tandem localizzati in diversi loci all'interno del genoma, soprattutto nelle regioni telomeriche. La maggior parte delle sequenze ipervariabili non sono trascritte, eccetto alcuni elementi all'interno di sequenze intrageniche non codificanti (Bennet 2000 e Wahls et al. 1990).

Il *DNA microsatellite* (o *short tandem repeats* STR) corrisponde a sequenze ripetute, generalmente non codificanti, costituite da corte unità di ripetizione in tandem. Il numero di ripetizioni nei polimorfismi STR può essere molto variabile fra individuo ed individuo e ciò li rende marcatori particolarmente adatti per scopi identificativi (Caramelli, 2009).

Il *DNA satellite* rappresenta una frazione consistente del genoma (dal 10 al 25%) e comprende un grande gruppo di blocchi di DNA ripetuto in tandem composto da singole unità ripetute più o meno complesse. Il DNA di questo tipo non è trascritto e costituisce la maggior parte dell'eterocromatina del genoma localizzata a livello del centromero (*eterocromatina pericentromerica*) (Strachan e Read, 1999).

Il DNA satellite fu ottenuto per la prima volta tramite ultracentrifugazione in gradiente di densità di cloruro di cesio e furono isolate tre frazioni genomiche di DNA aventi diversa densità di galleggiamento: *satellite 1*, *satellite 2* e *satellite 3*. Studi di ibridazione in situ nell'uomo hanno successivamente dimostrato che il DNA satellite 1, 2 e 3 è presente nella regione pericentromerica di tutti i cromosomi e nel terzo distale del braccio lungo del cromosoma Y.

Ciascuna frazione di DNA consiste di una popolazione eterogenea di sequenze di DNA ripetuto, in gran parte identificate (Lee et al. 1997). Le tre famiglie *satelliti 1, 2 e 3* non sono altro che le sequenze di DNA ripetuto predominanti nei satelliti I, II e III, rispettivamente. Studi biochimici hanno rivelato due distinte frazioni del *satellite I*: il *satellite 1* e la famiglia *DYZ1*.

DYZ1 è un gruppo complesso di ripetizioni localizzato nella regione eterocromatica Yq12 che definisce la frazione del *satellite I* maschio-specifico.

Il *satellite 1* è la componente più ricca in A e T del genoma umano (72%) ed è anche il più abbondante tra i satelliti classici. Il *satellite 1* è localizzato nelle regioni pericentromeriche del cromosoma 3 e 4 e nelle regioni pericentromeriche sul braccio corto dei cromosomi acrocentrici (13, 14, 15, 21 e 22) (Tagarro et al., 1994).

La famiglia del *satellite 2* identifica un gruppo di ripetizioni poco conservate di ATTCC, che si ripetono con alcune varianti e precedute da una o più ATG. Il *satellite 2* è localizzato nelle regioni eterocromatiche del cromosoma 1 e 16, e con altri domini meno pronunciati sui cromosomi 2 e 10 (Lee et al. 1997).

Il *satellite 3* è una ripetizione di pentameri ATTCC interspersi con localizzazione sui cromosomi 1 e 9, sul braccio lungo del cromosoma Y e sul braccio corto di tutti i cromosomi acrocentrici prossimale alle regioni dell'rDNA. Tagarro *et al.* (1994), sostengono l'individuazione del *satellite 3* sui cromosomi 5, 10, 17 e 20, e altri ricercatori suggeriscono che ripetizioni pentameriche simili al *satellite 3* siano presenti nelle regioni centromeriche di tutti i cromosomi umani, infatti, diversi approcci molecolari confermano la posizione del *satellite 3* su vari cromosomi in prossimità delle sequenze alfoidi, come sul cromosoma 10 (Jackson et al., 1993), 13,14,15,21 e Y (Grady et al., 1992).

Altre sequenze centromeriche di DNA ripetuto sono state individuate da altre frazioni di DNA satellite; la *frazione IV* dei satelliti classici potrebbe essere identica alla *frazione 3*, basandosi su simili mappe di restrizione, densità di galleggiamento e cinetica di riassociazione.

La *frazione C*, individuata tra le sequenze di DNA ripetuto, ibrida con le regioni centromeriche eterocromatiche dei cromosomi acrocentrici e sul cromosoma 9 (Lee et al., 1997).

Il *DNA satellite-α*, (cfr. alfoidi), circa il 3-5% del DNA di ciascun cromosoma fu individuato con digestioni del DNA genomico con enzimi di restrizione che hanno un sito di riconoscimento in ogni monomero. Il *monomero alfoide*, è presente su tutti i cromosomi e i satelliti alfoidi possono essere utilizzati come marker genetici (Lee et al., 1997).

La famiglia del DNA *satellite-β*, chiamata inizialmente famiglia *Sau3A*, è organizzata in tandem, ricca in G e C. Si localizza sulle regioni pericentromeriche del braccio corto dei cromosomi acrocentrici in posizione prossimale e distale ai cluster dei geni per gli rRNA e sulla costrizione secondaria del cromosoma 1. Questa famiglia di DNA è stata localizzata anche nelle regioni pericentromeriche del cromosoma 3, 9 e Y.

1.4 Eteromorfismi o varianti cromosomiche asintomatiche

L'*eterocromatina* ha una grande variabilità individuale, maggiore rispetto alle zone *eucromatiche* del genoma. Tali variazioni prendono il nome di *eteromorfismi* o *varianti cromosomiche* (Conferenza di Parigi 1971), impropriamente sono chiamati anche *polimorfismi*, ma il termine è ambiguo e facilmente sovrapponibile ai polimorfismi di natura prettamente molecolare. Gli *eteromorfismi* più frequenti si osservano nelle *regioni paracentromeriche, costrizioni secondarie* dei cromosomi 1,

9, 16 e nella parte distale del braccio lungo del cromosoma Y, sono anche frequenti nelle regioni centromeriche e nei satelliti dei cromosomi acrocentrici. Nella pratica della genetica medica, essi sono stati utilizzati, per esempio, per identificare l'origine materna rispetto a quella paterna dei cromosomi nei pazienti con mutazioni genomiche come la sindrome di Down o in casi di controversa paternità.

Il diverso contenuto di DNA porta a visibili differenze a livello morfologico dei cromosomi, un'importante caratteristica è comunque quella di non presentarsi mai strutturalmente uguali tra i diversi casi presi in esame (Erdtmann, 1982). Gli eteromorfismi cromosomici spesso sono diffusi nelle popolazioni umane e costituiscono un semplice esempio di polimorfismi genetici, dove il polimorfismo viene definito come un sistema nel quale più di un allele abbia una frequenza superiore allo 0,1. Il potere informativo di un polimorfismo genetico dipende dalla frequenza degli eterozigoti nella popolazione. L'eterozigosità aumenta sia in funzione del numero di alleli che dalla loro frequenza (Vogel e Motulsky 1988).

Gli eteromofismi cromosomici sono prevalentemente riconducibili a sequenze di DNA costituite da strutture ad alto ordine ripetitivo raggruppate in tandem, e che non vengono espresse in RNA o proteine. Vengono pertanto considerate sequenze inattive dal punto di vista trascrizionale (Verma et al. 1997).

Il *DNA ripetitivo* rappresenta nell'uomo circa il 40% del DNA totale e può essere suddiviso principalmente in due classi: *DNA moderatamente ripetitivo* e *DNA altamente ripetitivo*. Le sequenze di *DNA moderatamente ripetute* (da 10^2 a 10^5 volte) rappresentano circa il 30% del genoma e costituiscono una classe eterogenea in termini di frequenza delle sequenze ripetute rappresentate. In questa classe si trovano alcuni geni noti, in particolare i geni per gli rRNA, i tRNA, i geni degli istoni e delle immunoglobuline (Ig). Le sequenze di *DNA altamente ripetute* (da 10^5 a 10^7 volte) costituiscono circa il 10% del genoma e consistono in sequenze relativamente semplici che non sono trascritte e la cui funzione è ancora ignota, anche se si pensa che possano essere coinvolte nei processi di regolazione genica. Queste regioni vengono definite sequenze di DNA satellite, sono associate all'eterocromatina e sono essenzialmente localizzate in corrispondenza dei centromeri cromosomici.

Il DNA ripetitivo comprende anche una serie di sequenze che sono state identificate utilizzando alcuni enzimi di restrizione: ad esempio, le sequenze *Alu, Hinf* e *EcoRI*.

Gli elementi Alu corrispondono a sequenze di circa 280 paia di basi, presente in oltre 500.000 copie intersperse nel genoma dei primati. Altre famiglie di sequenze ripetute intersperse sono le Line-1, MIR e MaLR (Schmid C.W., 1996).

Gli eteromorfismi cromosomici localizzati nelle regioni eterocromatiche sono costituiti da DNA altamente ripetitivo e non codificante, mentre quelli dislocati in regioni eucromatiche si ritiene abbiano diversa natura e non siano sostituite da DNA satellite. È stata riscontrata la validità di questa ipotesi attraverso l'applicazione di diverse tecniche (digestione enzimatica e FISH) dimostrando che le regioni eucromatiche coinvolte in eteromorfismi non sono costituite da DNA satellite, ma da sequenze di DNA omogeneo (Jalal et al., 1990).

Gli eteromorfismi sono generalmente regioni stabili ed ereditabili in maniera mendeliana. È stato dimostrato infatti che possono essere trasmessi sia dal genotipo paterno, sia da quello materno (Harrison et al., 1985).

In principio vennero definiti come utili e informativi marcatori genetici, impiegati, ad esempio, per stabilire l'origine parentale di anomalie cromosomiche, e in particolare per identificare l'extra cromosoma 21 in casi con Sindrome di Down o in casi di accertamento di paternità (Harrison et al., 1985 e Verma et al., 1997).

È stato dimostrato che queste varianti cromosomiche non hanno un effetto diretto sul fenotipo e non provocano effetti clinici risaputi. Sono stati effettuati a riguardo diversi studi, particolarmente sull'analisi di possibili correlazioni tra eteromorfismi e ritardo mentale, associazioni a neoplasie maligne, malformazioni costituzionali e patologie riproduttive come nella poliabortività: tutti mostrano risultati negativi o enormemente dubbi e contraddittori (Craig-Holmes, 1973).

Per quanto riguarda le neoplasie è stata formulata l'ipotesi dell'associazione tra presenza di eteromorfismi e aumento dell'instabilità dei cromosomi nelle cellule somatiche umane durante la mitosi (Ford e Lester, 1978). Per eseguire queste valutazioni si sono prese in considerazione le varianti polimorfiche dell'eterocromatina dei cromosomi 1, 9 e 16 in pazienti con patologie maligne. Sono state riscontrate differenze significative degli eteromorfismi dimensionali a livello dei segmenti eterocromatici dei cromosomi 1 e 9 che risultavano essere di dimensioni maggiori nel gruppo di pazienti affetti, se confrontati con un gruppo di controllo.

Nessuna differenza è stata invece riscontrata a livello del cromosoma 16 (Petkovic, 1983). I risultati ottenuti rimangono comunque molto dubbi e contradditori se paragonati ad altri studi in cui non si è osservata nessun tipo di associazione (Kivi e Mikelsaar, 1980 e Aguilar et al., 1981).

Numerosissimi studi sono stati effettuati nel campo degli eteromorfismi cromosomici associati alle patologie riproduttive (infertilità e aborti spontanei) e molti di essi hanno condotto a risultati controversi. È da sottolineare infatti che questi tipi di analisi presentano notevoli difficoltà di ordine tecnico e difficoltà inerenti ai criteri di selezione: precisa e standardizzata determinazione delle dimensioni dei blocchi eterocromatici, grande eterogeneità molecolare dell'eterocromatina costitutiva, necessità della valutazione delle possibili combinazioni tra varianti ed eventuali interazioni tra di loro. Attraverso gli studi effettuati da Rodriguez-Gomez *et al.* (1987) è stata eseguita l'analisi eteromorfismi eterocromatici in gruppi di persone con problemi riproduttivi confrontati con un gruppo di controllo e osservata la presenza significativa di un blocco di eterocromatina di dimensioni ridotte e localizzata a livello del cromosoma 1 in soggetti di sesso femminile e a livello del cromosoma 9 nei maschi. È stata inoltre riscontrata la presenza di materiale eterocromatico aggiuntivo a livello del cromosoma Y, anche se è stato ipotizzato che tale variabilità possa essere considerata un normale eteromorfismo non associato a problemi riproduttivi (Blumberg et al., 1982).

Anche per quanto riguarda le altre varianti cromosomiche è risaputo che hanno in comune una frequenza relativamente elevata e presentano un'eredità di tipo mendeliano per cui se esse avessero un effetto geneticamente deleterio, la frequenza nella popolazione potrebbe essere mantenuta solamente se venisse a sua volta sorretta da un elevato tasso di mutazione, un elevato tasso di trasmissione o un vantaggio selettivo sotto specifiche condizioni ambientali. Tutto questo è tuttavia oggettivamente alquanto improbabile (Bobrow 1985).

È stata inoltre presa in considerazione la possibilità che ci potesse essere correlazione tra età dei soggetti e distribuzione e dimensioni degli eteromorfismi. Indagini specifiche condotte da Buckton *et al.* (1976) presero in considerazione tre classi di età: neonati, adolescenti di 14 anni e adulti di circa 60 anni. Non fu trovata nessuna differenza anche se fu dimostrato che la classe dei neonati portava un aumento di frequenza di eteromorfismi.

Evidenze di eteromorfismi dimensionali e di posizione dell'eterocromatina e dell'eucromatina sono presenti praticamente in tutti i cromosomi anche se è stato osservato che l'*eterocromatina costitutiva*

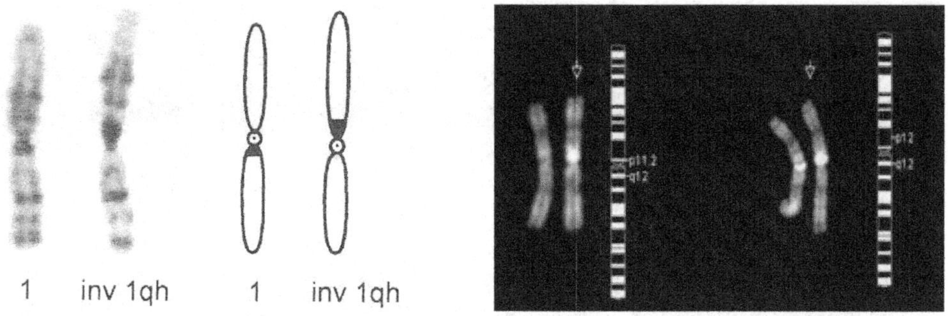

Figura 1.6: Esempio di un eteromorfismo di posizione: inversione del cromosoma 1 a sinistra (Gardner e Southerland, 2004) e del cromosoma 3 a destra.

Figura 1.7: Eteromorfismo di posizione sul cromosoma 9: inversione di I tipo a sinistra e di II tipo a destra.

è maggiormente soggetta alla formazione di eteromorfismi rispetto all'eucromatina (Muller et al., 1975). Gli eteromorfismi di posizione comprendono inversioni complete o parziali del materiale cromatinico e coinvolgono più frequentemente l'eterocromatina centromerica dei cromosomi 1, 3 e 9 (Therman, 1985) (Figg. 1.6 e 1.7). Gli eteromorfismi dimensionali consistono invece in variazioni morfologiche dei tratti di cromatina che coinvolgono, come per esempio la variabilità della regione eterocromatica del cromosoma Y (Fig. 1.8).

Si ritiene che gli eteromofismi interessino il corredo cromosomico di almeno 1/3 della popolazione umana. Alcuni sono particoilarmente frequenti: il più comune è probabilmente l'inversione a livello della regione pericentromerica del cromosoma 9: inv(9), che è stata riscontrata in circa l'1% della popolazione, seguita dalla variante del cromosoma Y (Yqh+) presente in circa lo 0,8% dei maschi. Altri eteromorfismi hanno

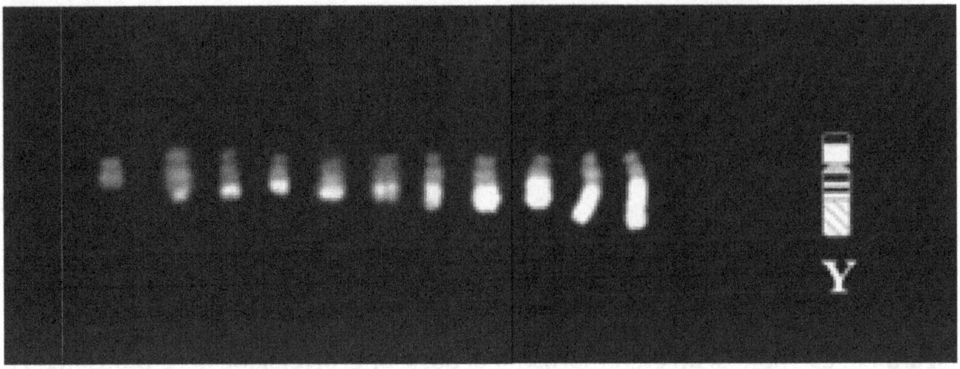

Figura 1.8: Variabilità della regione eterocromatica del braccio lungo del cromosoma Y (var Yqh) osservata dopo bandeggio QFQ.

frequenze che si aggirano tra lo 0,2% e lo 0,5% (Buckton et al., 1980).

I principali eteromorfismi studiati appartengono a cinque gruppi principali:

Eterocromatina centromerica a livello dei cromosomi 1, 3, 6, 9 e 16.

- Cromosoma 1: 1qh+ (qh+ rappresenta il materiale aggiuntivo di origine eterocromatica a livello del braccio lungo del cromosoma) e inversione della cromatina a livello del centromero.
- Cromosoma 3: inversione della regione eterocromatica a livello del centromero.
- Cromosoma 9: 9qh+, 9qh- e inversione della regione eterocromatica a livello del centromero.
- Cromosoma 16: 16qh+ e 16qh-.

Eterocromatina acrocentrica a livello delle regioni eterocromatiche e dei satelliti dei cromosomi 13, 14, 15 (Dph+, Dph-, Ds e Dss), 21 e 22 (Gph+, Gph-, Gs e Gss). I cromosomi acrocentrici possono quindi presentare materiale aggiuntivo a livello dell'eterocromatina del braccio corto (Dph+, Dph-, Gph+ e Gph-) e a livello dei satelliti. In quest'ultima regione possono presentare sia un semplice aumento di materiale (Ds+ o Gs+), sia un allungamento del satellite che può comprendere anche due satelliti organizzati in tandem (Dss o Gss).

Eterocromatina del cromosoma Y (Yqh+ e Yqh-). Per quanto riguarda il cromosoma Y, anche prima dell'avvento delle metodiche di bandeggio era noto che la lunghezza del braccio lungo era soggetta a variazioni interindividuali. Il cromosoma Y è il più polimorfico, per quanto riguarda le dimensioni, tra i cromosomi umani; le sue variazioni dimensionali sono dovute solamente a differenze in lunghezza della parte distale eterocromatica del braccio lungo, mentre la lunghezza della parte prossimale non subisce variazioni (Verma et al. 1978, Brogger e Urdal 1978 e Parcheta et al. 1983).

Eterocromatina che comprende varianti inusuali e rare a livello di alcuni cromosomi specifici: 4 (4p+), 5 (5qh+), 6 (6ph+), 9 (9ph+), 11 (11ph+ e 11qh+), 16 (16qh+), 17 (17ph+), 18 (18ph+), 19 (19qh+) e 20 (20ph+). Per quanto riguarda il materiale eterocromatico aggiuntivo a livello del cromosoma 5 si è ipotizzato che sia stato originato da una inserzione di un segmento eterocromatinico del braccio lungo del cromosoma 9 (Seabright et al. 1980). A livello del cromosoma 4 è stata invece riscontrata una cospicua quantità aggiuntiva di materiale eterocromatico ed eucromatico. La variante polimorfica osservata a livello della regione eterocromatica del cromosoma 19 sembra essere sia dimensionale che posizionale (Gardner e Wood 1979, Friedrich 1985 e D'Alessandro et al. 1988). In tutti i casi tali varianti sono state riscontrate in individui fenotipicamente normali.

Eucromatina. Eteromorfismi riscontrati a livello dei cromosomi 1 (1q+ e 1p+), 8 (8p+), 9 (9q+ e 9p-), 15 (15p+ e 15q+), 16 (16p+ e 16q+) e 18 (18p+).

1.5 Eteromorfismi di origine eucromatica

L'uso del termine *"eteromorfismi"* è rimasto per anni associato alle variazioni citogenetiche imputabili alle regioni eterocromatiche dei cromosomi, dove la presenza di una sostanziale quantità di materiale aggiuntivo viene spesso associata ad assenza di effetti fenotipici. Le regioni eucromatiche soggette a variazioni dimensionali presenti nei cromosomi umani confrontate con le varianti di origine eterocromatica sono state invece correlate da sempre a conseguenze cliniche riscontrabili, fino alla scoperta dei polimorfismi cromosomici eucromatici. Queste regioni sono state oggetto di numerosissime analisi e più recentemente si è convenuto di riconoscere che anche zone di eucromatina possono essere sede di eteromorfismi cromosomici asintomatici, presenti quindi in soggetti sani, senza alcun tipo di manifestazione fenotipica (Zaslav et al. 1993 e Barber 1994). Gli eteromorfismi eucromatici sono alquanto infrequenti nei cromosomi umani e sono stati osservati inizialmente nel cromosoma 9 (Buckton et al. 1980; Sutherland e Eyre 1981; Archidiacono et al. 1984; Spedicato et al. 1985; Webb et al. 1989) e 16 (Thompson e Roberts 1987; Clarch et al. 1988; Pinel et al. 1988; Bryke et al. 1990; Jalal et al. 1990;

Bogart et al. 1991 e Croci et al. 1991). Successivamente vennero scoperti altri tipi di polimorfismi: sul cromosoma 1 (1p+, Zaslav et al. 1993; 1q+, Bortotto et al. 1990), sul cromosoma 8 (8p+, Williams et al. 1996, Florida et al. 1996 e Baber et al. 1998), sul cromosoma 15 (15q+, Hood et al. 1986; Brookwell e Veleba 1987; Turolla et al. 1989; Ludowese et al. 1991; Jalal et al. 1994 e Browne et al. 1996) e sul cromosoma 18 (18p+, Wolff et al. 1991 e Johannson et al. 1988).

Webb *et al.* (1989) suggerirono che molte di queste varianti comprendevano regioni uniformemente colorabili, quindi costituite da materiale omogeneo (Sutherland e Gardner 1996). Attraverso diversi studi effettuati da vari citogenetisti si è concluso infatti che le varianti eucromatiche non sono composte da sequenze di DNA satellite. Questo si è potuto dimostrare trattando i cromosomi umani con la endonucleasi di restrizione TaqI (5'...T↓CGA. . . 3'), che digerisce differenzialmente il DNA delle regioni eterocromatiche lasciando colorabile con Giemsa quello delle regioni eucromatiche (Fowler et al. 1989). È risaputo infatti che le regioni eterocromatiche comprendono sequenze di DNA altamente ripetitive e sono quindi soggette all'attività enzimatica dell'endonucleasi Taq1 (Burk et al. 1985; Fowler et al. 1988). La validità di questa ipotesi è stata confermata attraverso l'applicazione di ulteriori tecniche basate sull'ibridazione dei cromosomi con sonde specifiche di α satelliti e satelliti di tipo III. Si è riscontrato che l'ibridazione non si verifica e si è perciò dimostrato che le varianti di origine eucromatica non sono composte da sequenze di DNA ripetitivo (Jalal et al. 1990). Per quanto riguarda la natura degli eteromorfismi cromosomici Barber (1994), suggerì l'espressione: "*duplicazioni senza effetti fenotipici*". Prima che qualsiasi cromosoma, che presenti una regione eucromatica anormale, sia determinato come un'alterazione non patologica, deve innanzitutto essere presente in un soggetto sano; è necessario quindi assicurarsi che il cromosoma non sia coinvolto in nessun tipo di riarrangiamento, come una traslocazione inserzionale.

Barber *et al.* (1991) cercarono di spiegare il motivo per il quale in una situazione di apparente normalità corrispondeva la presenza di materiale eucromatinico aggiuntivo (Sutherland e Gardner 1996). Brokwell e Veleba (1987) effettuando studi sulla variante del cromosoma 15 (15q+), suggerirono che il materiale aggiuntivo fosse il risultato di un'amplificazione di DNA non trascritto, come nel caso delle varianti eterocromatiche, rifacendosi quindi al concetto della "*variegazione da effetto di posizione*", ben documentata negli studi effettuati sulla Drosophila. Venne infatti provato che alcuni riarrangiamenti cromosomici in Drosophila che coinvolgono regioni eterocromatiche provocano un'espressione a mosaico di alcuni loci traslocati vicino all'eterocromatina, per cui i geni interessati risultano essere attivi in alcune cellule ma non in altre. In questi mutanti di Drosophila l'attività inibitoria della trascrizione si estende dall'eterocromatina all'eucromatina adiacente propagandosi per diverse centinaia di Kb e coinvolgendo il locus "white", causando in ultimo la manifestazione del fenotipo variegato a settori bianchi e rossi dell'occhio della Drosophila (Brown 1966). È stata ipotizzata l'esistenza di sequenze specifiche che definiscano i limiti dell'eterocromatina, delimitando in tal modo anche i confini della zona di inattivazione. Si ipotizza che la traslocazione di materiale eucromatico, eliminando tali segnali, permetterebbe l'inclusione di quantità variabili di eucromatina nell'area inattivata. Rifacendoci al concetto di *variante eucromatica*, è probabile che si abbia un'inattivazione dell'espressione genica quando una regione eucromatica sia introdotta in prossimità di due blocchi di eterocromatina e visto che i tratti di eucromatina aggiuntiva sono adiacenti a regioni eterocromatiche, si può ipotizzare un processo simile alla "*variegazione da effetto di posizione*", in questo caso, invece di aver modificato l'espressione genica, questo fenomeno ha influenzato la soppressione dell'attività genetica della cromatina attiva (Thompson et al. 1990 e Verma et al 1993). Le sequenze di origine eucromatica che variano in maniera eterocromatica possono essere descritte come "*emicromatiche*", mentre il fenomeno prende il nome di "*eucromatinizzazione dell'eterocromatina*" (Verma et al. 1993 e Barber et al. 1999). Queste ipotesi hanno sollevato un enorme dubbio riguardante l'espressione genica influenzata da un grande numero di fattori (Ausio 1992, Felsenfield 1992, Grunstein 1992, Kornberg e Lorch 1992, Perreault 1992).

Sono state proposte altre ipotesi riguardanti l'origine degli eteromorfismi eucromatici, cercando di spiegare il motivo per il quale l'eccesso di DNA eucromatico non avesse conseguenze fenotipiche: alcune legate al concetto di imprinting parentale, altre al meccanismo di inattivazione genica del cromosoma X, ma tutte hanno riscontrato molte reazioni controverse e fortemente dubbie (Bortotto et al. 1990 e Thompson et al. 1990). I polimorfismi eucromatici comprendono una percentuale relativamente piccola di tutti gli eteromorfismi cromosomici.

I principali sono:

- eucomatina del cromosoma 1 (1p+ e 1q+). Zaslav *et al.* (1993) hanno osservato la variante 1p+ in madre e figlia, risultanti come due soggetti normali. Bortotto *et al.* (1990) hanno riscontrato la variante 1q+ in madre e figlio normali;

- eucromatina del cromosoma 9 (9p+ e 9q+). La variante a livello del braccio corto del cromosoma 9 è presente nella banda 9p13, questa regione risulta essere composta sia da materiale eucromatinico che eterocromatinico. Anche la variante a livello del braccio lungo comprende entrambi i tipi di cromatina (Hoo et al. 1993 e Conte et al. 1995). Macera *et al.* (1995) rianalizzarono questo eteromorfismo e proposero l'esistenza di quattro differenti tipi, essi variano nel meccanismo di formazione e nella posizione dell'eterocromatina e dell'eucromatina. È stato ipotizzato anche in questo caso il fenomeno dell'eterizzazione dei frammenti eucromatici. Jalal *et al.* (1990) riportarono la presenza di un'altra variante a livello del braccio lungo del cromosoma 9 (9q13-q21), formata solamente da materiale eucromatinico, in una donna normale. Una variante simile fu riscontrata da Knight *et al.* (1993) in madre e figlio normali;
- eucromatina del cromosoma 15 (15q+). Stallard e Van Dyke (1986), Ludowese *et al.* (1991) e *Jalal et al.* (1994) riportarono studi su soggetti con varianti a livello della regione 15q12-q13 senza nessun effetto fenotipico consistente. Questo materiale aggiuntivo non comprendeva la regione cromosomica corrispondente alla Sindrome di Prader-Willi/Angelman, inizialmente infatti l'interpretazione fu confusa (Hoo et al. 1990).
- eucromatina del cromosoma 16 (16p+). Sono stati riscontrati diversi casi che riportavano la variante del cromosoma 16 a livello della regione 16p11.2 (Thompson e Roberts 1987; Jalal et al. 1990; Bogart et al. 1991; Croci et al. 1991).

1.6 Analisi citogenetica e molecolare degli eteromorfismi cromosomici

Gli eteromorfismi cromosomici variano per dimensione, posizione, proprietà di colorazione e servono per distinguere marker cromosomici i quali sono impiegati in test di paternità, analisi di linkage e mappatura genica; essi possono essere studiati mediante diverse metodiche di bandeggio:

- GTG: proteolisi con tripsina e colorazione con Giemsa. Colora le regioni eucromatiche di tutti i cromosomi ed evidenzia, quindi, gli eteromorfismi di origine eucromatica.

- QFQ: colorazione con Mostarda di Chinacrina. Evidenzia la variabilità di fluorescenza tra le 23 paia di cromosomi umani rilevando, quindi, i polimorfismi fluorescenti.
- CBG: denaturazione con Idrossido di Bario e colorazione con Giemsa. Permette di evidenziare le regioni di eterocromatina costitutiva di tutti i cromosomi. Vengono evidenziati gli eteromorfismi eterocromatici, ma non quelli eucromatici.
- DA/DAPI: trattamento con distamicina A e colorazione con DAPI. Esibisce un tipo di colorazione che presenta fluorescenti alcune regioni eterocromatiche: centromeri, eterocromatina costitutiva e braccia corte del cromosoma 15. Evidenzia con fluorescenza le zone polimorfiche eterocromatiche di 1, 9, 15, 16 e Y.
- RFA: colorazione con Arancio di Acridina o RBA: trattamento con Bromodeossiurina e colorazione con Arancio di Acridina. Queste metodiche producono una fluorescenza bicromatica; con fluorescenza rossa vengono evidenziati: i centromeri, le costrizioni secondarie e la parte distale del braccio lungo del cromosoma Y, con fluorescenza verde vengono evidenziate le regioni distali di tutti i cromosomi. Consente l'individuazione di polimorfismi dimensionali del braccio corto dei cromosomi acrocentrici umani, ed è in grado di rilevare un numero maggiore di varianti dimensionali nei cromosomi acrocentrici, rispetto ad altri metodi.
- Ag-NOR: colorazione con nitrato d'argento. Con questa metodica si evidenziano le regioni cromosomiche che formano e mantengono i nucleoli nei nuclei in interfase (NOR). Attraverso la deposizione del nitrato d'argento le costrizioni secondarie localizzate nelle braccia corte dei cromosomi acrocentrici assumono una colorazione scura.

Oltre ai metodi di bandeggio è possibile evidenziare gli eteromorfismi attraverso la FISH (Ibridazione in Situ Fluorescente) utilizzando diversi tipi di sonde specifiche in base al tipo di eteromorfismo analizzato. Ciò permette di definire l'origine cromosomica della variante e in alcuni casi la composizione molecolare.

1.7 Le alterazioni cromosomiche strutturali

Alcuni cromosomi non sono sempre morfologicamente uguali in tutte le persone, ovvero nella popolazione umana sono presenti varianti poco comuni di alcuni cromosomi. Le anomalie strutturali possono interessare 1, 2 o più cromosomi. Quando è interessato un solo cromosoma si può avere: una delezione o una duplicazione di un segmento

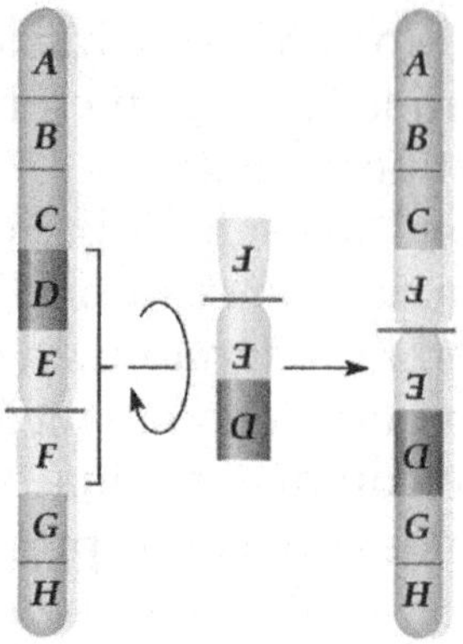

Figura 1.9: Rappresentazione schematica di un'inversione pericentrica.

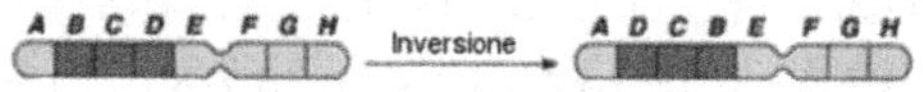

Figura 1.10: Rappresentazione schematica di un inversione paracentrica.

cromosomico, un'inversione pericentrica o paracentrica, la formazione di un cromosoma ad anello o di un isocromosoma (Gelehrter, Collins 1993).

1.7.1 Inversioni pericentriche

Le inversioni pericentriche (Fig. 1.9) si originano da due rotture sulle braccia cromosomiche, opposte rispetto al centromero, seguite dalla rotazione di 180° del segmento compreso tra i due punti di rottura ed alla reintegrazione sul cromosoma del segmento che ha subìto il riarrangiamento. Le inversioni producono un nuovo riposizionamento dei geni sul cromosoma e, se non sono associate a delezioni o mutazioni di sequenze di DNA, non producono alterazioni cliniche apparenti. Il centromero coinvolto nel riarrangiamento assume una posizione diversa, rispetto allo stesso presente nell'omologo normale (Schinzel A. 1984).

1.7.2 Inversioni paracentriche

In questo tipo di inversione i punti di rottura si localizzano su uno stesso braccio e, il segmento invertito, non contiene il centromero

(Fig. 1.10). L'incidenza delle inversioni paracentriche nella popolazione generale sembra essere compresa in un range che varia da 0,09/1000 a 0,49/1000.

I riarrangiamenti in questione nella maggioranza dei casi non sono associati ad anomalie del fenotipo e per questa ragione spesso non vengono identificate. Il rischio generale di anomalie congenite per inversione paracentrica *de novo* è stimato in 6,7%. Per i portatori sani il rischio di concepire un figlio con uno sbilanciamento nel cariotipo è da ritenersi relativamente basso. Il rischio aumenta qualora sussista almeno una delle seguenti condizioni in altri portatori nella famiglia, come la precedente nascita di un figlio con anomalie fenotipiche (MADAN E COLL., 1984).

Il problema delle persone eterozigoti per un'inversione è soprattutto legato al rischio di produrre gameti sbilanciati. Infatti l'inversione costringe i cromosomi omologhi ad appaiarsi alla meiosi attraverso la formazione di figure anomale in particolare un'ansa che contiene la regione invertita. Il *crossing-over* tende ad essere soppresso all'interno dell'ansa che contiene il segmento invertito. Tuttavia quando la ricombinazione si verifica all'interno dell'ansa di un'inversione pericentrica, i cromosomi ricombinanti contengono regioni duplicate e deficienti. Quando questi gameti entrano nella formazione di uno zigote, il cariotipo sarà inevitabilmente sbilanciato. Mentre più i punti di rottura sono localizzati in prossimità del telomero, tanto maggiore è la probabilità, per un concepito originato da un gamete che contiene il prodotto di una ricombinazione, di raggiungere il termine della gravidanza, in quanto il segmento sbilanciato è di dimensioni relativamente limitate. Il rischio medio di un genitore eterozigote per un inversione pericentrica di avere un figlio sbilanciato è circa 5-10%. I prodotti della ricombinazione delle inversioni paracentriche sono cromosomi dicentrici e cromosomi acentrici. Entrambe le anomalie sono instabili. Tuttavia esiste una piccola probabilità (minore del 3%) che un eterozigote per un'inversione paracentrica concepisca figli sbilanciati (DALLAPICCOLA ET AL. 2006).

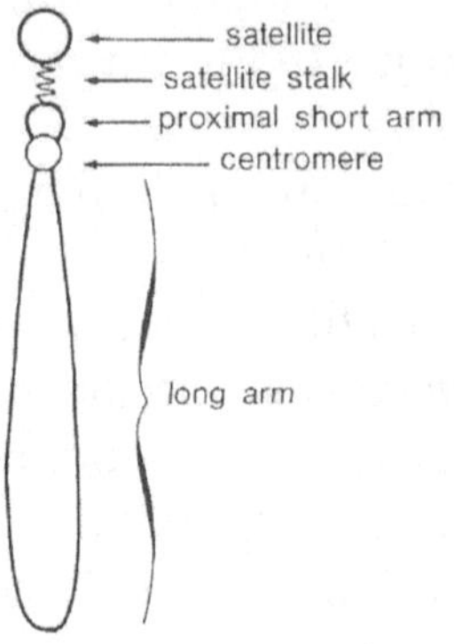

Figura 1.11: Diagramma schematico di un cromosoma acrocentrico che mette in evidenza il satellite, lo stalk, il braccio corto prossimale, il centromero ed il braccio lungo. (GARDNER E SOUTHERLAND, 2004).

1.7.3 Delezioni in Satelliti Cromosomici

Il satellite (Fig. 1.11) è una masserella di materiale cromosomico unita al braccio corto del cromosoma tramite sottili segmenti cromatinici, indicati come costrizioni secondarie. Queste si colorano debolmente e possono far apparire, pertanto, la masserella come separata dal resto del cromosoma (HARTI 1991). I satelliti sono costituiti da sequenze di DNA ripetuto, mentre i filamenti di unione del satellite al telomero cromosomico, *stalk o costrizione secondaria*, contengono la regione di organizzazione nucleolare (NOR) nella quale sono presenti i geni 18s, 28s e 5.8s codificanti per tre diversi elementi dell'RNA ribosomiale e disposti in sequenza a formare una unità trascrizionale (45s). Gli elementi 45s sono ripetuti in tandem in 300-500 copie. Le NOR hanno una elevata affinità per l'argento (argirofilia) dovuta alle caratteristiche geni in essa contenuti e risulta quindi positiva alla colorazione Ag-NOR (SCHMID ET AL., 1984).

I cromosomi appartenenti al gruppo D e G sono dotati costituzionalmente di satelliti; è possibile che per mezzo della ricombinazione o del crossing-over, parte del braccio corto di un autosoma acrocentrico, venga traslocata su di un altro cromosoma e quest'ultimo quindi, acquisisca il satellite.

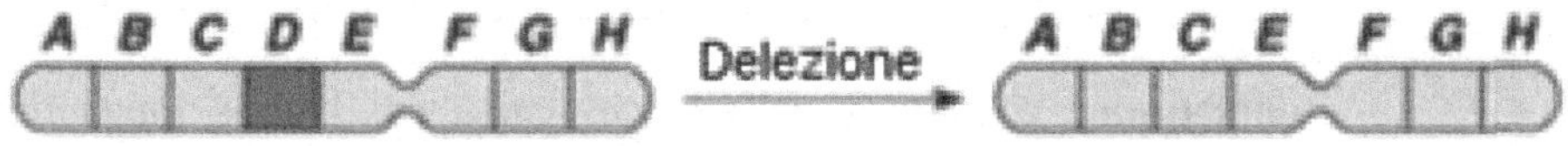

Figura 1.12: L'immagine mostra una delezione cromosomica.

1.7.4 Delezione eterocromatica

La delezione consiste nella perdita di un segmento di cromosoma (Fig. 1.12); se essa è terminale il segmento distale al punto di rottura viene perso alla prima divisione cellulare in quanto è privo di centromero (Dallapiccola et al. 2006).

L'eterocromatina viene così definita in quanto durante l'interfase, essa rimane relativamente compatta e spiralizzata, cosicché, questo materiale può essere colorato e osservato; un'altra peculiarità dell'eterocromatina è la bassa concentrazione di geni in essa contenuti ed inoltre, alcuni di questi, non vengono espressi nella cellula.

Appare quindi ovvio, come si è già detto, che la perdita di un segmento di cromosoma costituito da eterocromatina abbia effetti fenotipici e clinici trascurabili (Harti 1991).

1.8 Nomenclatura degli eteromorfismi cromosomici

Gli eteromorfismi possono essere distinti per variazioni di lunghezza, di numero e di posizione.

1.8.1 Variazioni di lunghezza

Le variazioni di lunghezza di segmenti eterocromatici (h), stalks (stk) o satelliti (s) si differenziano per un aumento (contrassegnato con un "+") o una diminuzione (contrassegnato con un "-") nella lunghezza delle braccia. Questo determina in alcuni casi anche una variazione di intensità, come nel caso dell'eterocromatina.

16qh+	aumento dell'eterocromatina nel braccio lungo di un cromosoma 16
Yqh-	diminuzione o assenza dell'eterocromatina nel braccio lungo del cromosoma Y
21ps+	aumento della grandezza dei satelliti nel braccio corto del cromosoma 21
22pstk+	aumento degli stalk nel braccio corto del cromosoma 22
13cenh+pat	aumento dell'eterocromatina centromerica del cromosoma 13 ereditata dal padre
1qh-, 13cenh+, 22ps+	diminuzione dell'eterocromatina nel braccio lungo del cromosoma 1, aumento dell'eterocromatina centromerica del cromosoma 13 e aumento della grandezza dei satelliti del cromosoma 22
15cenh+mat, 15ps+pat	aumento dell'eterocromatina centromerica del cromosoma 15 ereditata dalla madre e aumento dei satelliti nel cromosoma 15 ereditato dal padre
14cenh+pstk+ps+	aumento dell'eterocromatina centromerica, degli stalk e della grandezza dei satelliti del cromosoma 14.

1.8.2 Variazioni di posizione

17ps	Satelliti nel braccio corto del cromosoma 17
Yqs	Satelliti nel braccio lungo del cromosoma Y
9phqh	Eterocromatina nel braccio lungo e corto del cromosoma 9
9ph	Eterocromatina nel braccio corto del cromosoma 9
1q41h	Segmento di eterocromatina nel cromosoma 1 banda 1q41

1.8.3 Inversioni cromosomiche

Le inversioni sono indicate dai punti di rottura interessati.

inv (9)(p12q13)	Inversione pericentrica del cromosoma 9
inv (2)(p11.2q13)	Inversione pericentrica del cromosoma 2

1.8.4 Duplicazioni di strutture cromosomiche

Le duplicazioni di strutture dei cromosomi sono indicate con la ripetizione dell'appropriata denominazione.

21pss	Doppi satelliti nel braccio corto del cromosoma 21
14pstkstk	Doppi stalks nel braccio corto del cromosoma 14

CAPITOLO 2

ATLANTE

2.1 Varianti eterocromatiche

Cromosoma 1

inv 1qh

Le inversioni parziali della regione eterocromatica del cromosoma 1, inv (1)(p11q12), sono comunemente osservate e sono le più frequenti mentre le inversioni totali di eterocromatina del cromosoma 1, inv (1)(p13q21), sono considerate rari eteromorfismi (Fig. 2.1).

Cromosoma 3

dup (3)(p11q11)

Questa variante presenta una regione centromerica (p11q11) di un cromosoma 3 con una zona più ampia rispetto all'omologo. Con le metodiche di bandeggio GTG e CBG si evidenzia una banda scura e con il bandeggio QFQ una zona di iperfluorescenza. Petrovic nel 1988 ha riportato la scoperta di questa variante in una coppia con tre aborti e un figlio sano (Fig. 2.2).

inv(3)(p11.2q12) e inv(3)(p12q12)

Risultano rare anche le inversioni pericentromeriche che riguardano il cromosoma 3. Precisamente le inversioni che riguardano le regioni: 3p11.2q12 e le regioni: 3p12q12 sono considerate varianti cromosomiche e anch'esse non hanno alcun significato clinico. Queste inversioni sono state riscontrate in pazienti sani senza una storia clinica particolare (Fig. 2.3).

Cromosoma 4

4p+

Martini *et al.* (1991) hanno osservato nell'amniocentesi di una paziente di 36 anni un cromosoma 4 strutturalmente anomalo, con due

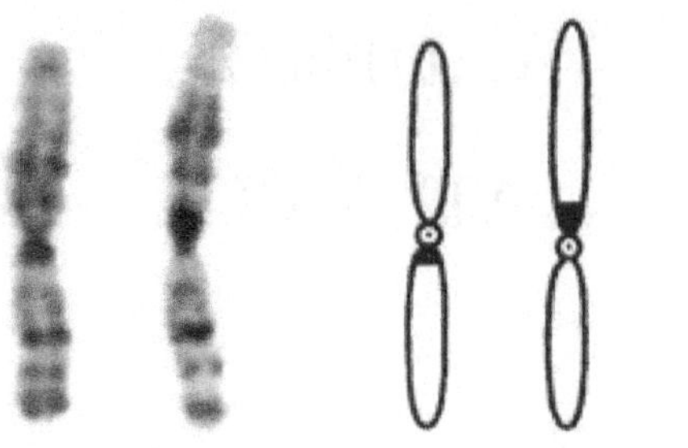

Figura 2.1: A destra la rappresentazione schematica del cromosoma 1 e dell'inversione 1qh, a sinistra il cromosoma normale e con l'inversione bandeggiati con bandeggio GTG (Gardner e Southerland, 2004).

extra-bande (una di natura eterocromatica e l'altra eucromatica). Gli approfondimenti eseguiti con le metodiche di citogenetica classica e le indagini condotte sulla famiglia, hanno portato gli autori a considerare il cromosoma 4p+ come una variante normale.

dup 4q35

Ann-Leslie Zaslav *et al.* nel 2004 hanno riportato il caso di una variante eterocromatica in un campione di liquido amniotico costituita da una banda addizionale nella regione terminale del braccio lungo di un cromosoma 4 (regione 4q35), il cariotipo fetale era: 46,XY,add(4)(q35). Questa regione è risultata positiva ai bandeggi G, C e Q, negativa al DAPI e al NOR, l'applicazione di metodiche di citogenetica molecolare (FISH) hanno evidenziato con il painting specifico per il cromosoma 4, appartenere allo stesso cromosoma e con la sonda specifica per la regione subtelomerica del braccio lungo 4q, non presentava delezione. In seguito ad ulteriori indagini anche la madre è risultata possedere la medesima variante riscontrata nel cariotipo fetale. La madre ed il bambino alla nascita, risultarono normali sia clinicamente che fenotipicamente (Fig. 2.4).

4qs

Miller *et al.* (1995) riportano la presenza di extramateriale, nella regione terminale del braccio lungo di un cromosoma 4, nell'ambito di materiale proveniente da liquido amniotico. Con le metodiche di citogenetica classica non era visibile alcun rimaneggiamento cromosomico, perdita di materiale o materiale aggiuntivo. Il motivo d'indagine citogenetica è stato per età materna avanzata. Questo extra materiale era NOR positi-

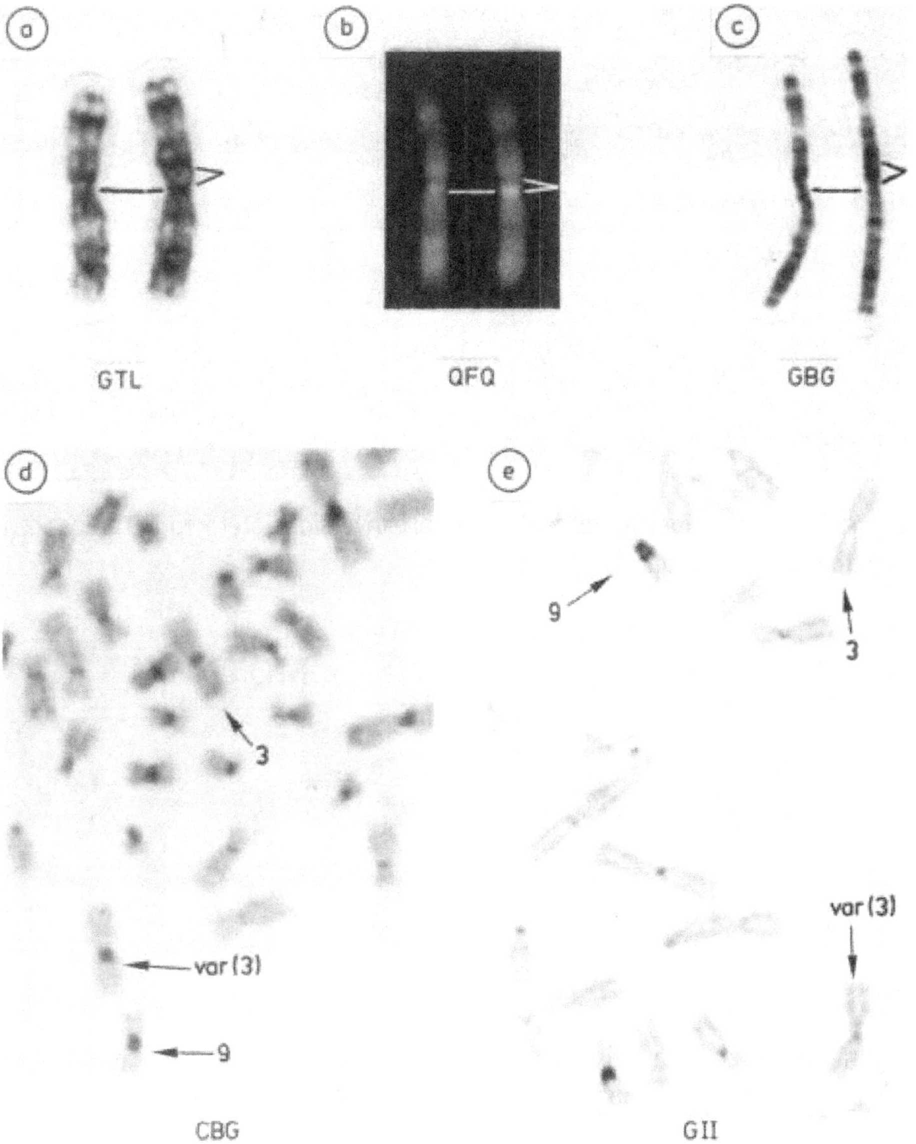

Figura 2.2: Duplicazione del cromosoma 3: bandeggi GTL, QFQ, GBG, CBG e G11 (Petrovic 1988).

vo nei linfociti del padre. L'indagine è stata estesa ai parenti del padre per verificare l'origine familiare di questa anomalia. L'ibridazione in situ (FISH) con sequenze di esoni e introni di DNA ribosomale, ha dimostrato che il DNA ribosomale è presente nella regione terminale del cromosoma 4qs nel feto, nel padre, in una sorella del padre e nella

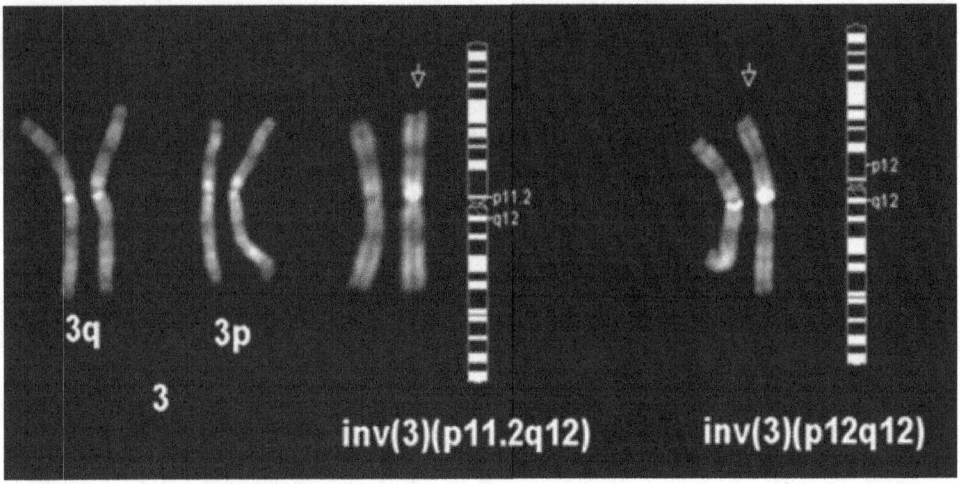

Figura 2.3: Regioni iperfluorescenti (3q e3p) e inversione eterocromatica pericentrica del cromosoma 3 in bandeggio QFQ.

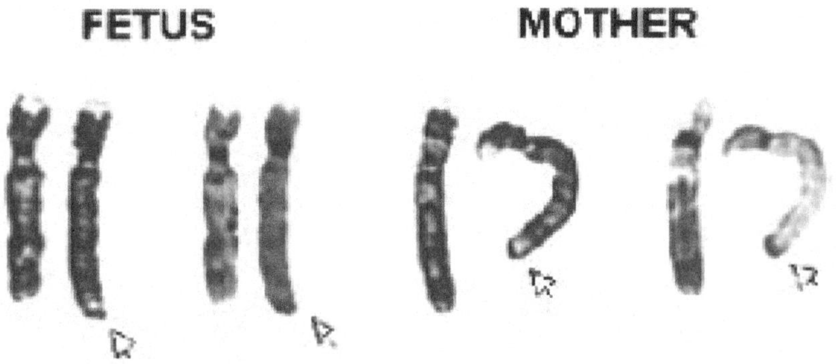

Figura 2.4: Parziale cariotipo degli omologhi 4 del feto (a sinistra) e della madre (a destra). La freccia indica la variante (ANN-LESLIE ZASLAV ET AL. 2004).

nonna e sul braccio corto di tutti i cromosomi acrocentrici. L'origine di questo satellite 4qs può essere dovuto ad una traslocazione tra un cromosoma acrocentrico ed il cromosoma 4. Questo cromosoma 4 è stato ereditato attraverso 3 generazioni di individui fenotipicamente normali.

Guttenbach *et al.* (2006) hanno osservato la presenza di satelliti nella regione terminale del braccio lungo di un cromosoma 4 nell'ambito di uno studio familiare. La paziente è giunta all'analisi citogenetica in amniocentesi per età avanzata. L'indagine condotta con le metodiche di citogenetica classica Q, C e NOR hanno evidenziato la presenza di satelliti. Tutti i pazienti portatori di questo eteromorfismo non presentavano segni clinici, dismorfici o ritardo mentale.

Cromosoma 5

5qh+

Fineman *et al.* (1989), hanno osservato una zona eterocromatica sul braccio lungo di un cromosoma 5 nel liquido amniotico di una paziente giunta all'esame citogenetico per età avanzata. Le indagini estese a diversi componenti della famiglia con il bandeggio GTG e CBG hanno evidenziato una regione positiva di natura eterocromatica (Fig. 2.5). La stessa variante è emersa in precedenza nell'ambito di un'amniocentesi in due feti maschi e nella madre normale (SEABRIGHT ET AL. 1980). Doneda *et al.* nel 1998 hanno studiato una rara variante 5qh+ in tre generazioni di una stessa famiglia senza alcun problema clinico o fenotipico. Con l'applicazione delle metodiche di citogenetica molecolare di ibridazione in situ fluorescente (FISH) e PRINS e mediante l'utilizzo di sonde come la D9Z1 si è riusciti a capire l'origine della regione 5qh+, essa infatti proveniva dalla regione 9qh (Fig. 2.6).

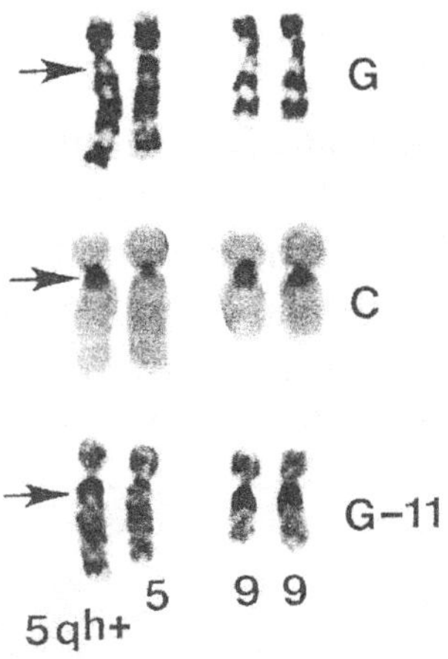

Figura 2.5: Bandeggi G, C e G11 dei cromosomi 5 e 9. Il cromosoma 5qh+ è il primo a sinistra. (FINEMAN ET AL. 1989)

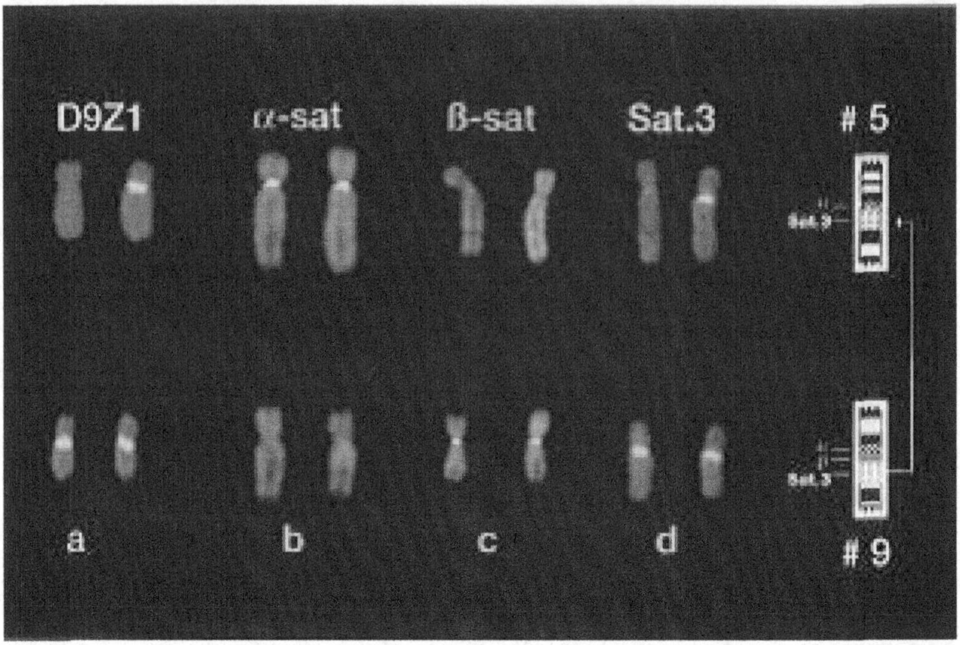

Figura 2.6: Variante eterocromatica del cromosoma 5 (in alto) colorato con FISH (a,c,d) e PRINS (b). A sinistra di ogni coppia è il cromosoma normale a destra quello con la variante (DONEDA ET AL. 1998).

Cromosoma 6

6ph+

Jabs *et al.* (1988) hanno osservato un eteromorfismo centromerico di un cromosoma 6 segregante in due famiglie. L'eteromorfismo in esame, 6ph+ presentava una colorazione negativa al bandeggio G e Q e una regione positiva di colore scuro al bandeggio C. La regione eteromorfica si estendeva dal centromero verso il braccio piccolo del cromosoma 6. Tutti i portatori di questo eteromorfismo non presentavano nessun segno clinico o di ritardo mentale (Fig. 2.7).

Cromosoma 7

inv(7)(p11.2q11.1)

Ruth Voss *et al.* (1989) individuano una inversione pericentrica in entrambi i cromosomi omologhi 7 di un paziente di quattro anni con

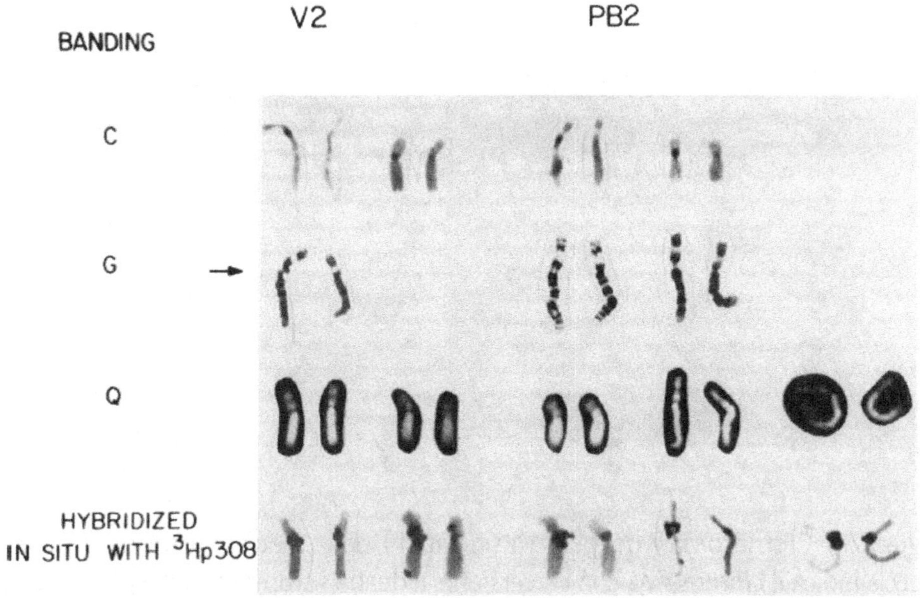

Figura 2.7: Caratterizzazione del cromosoma 6 normale a destra e con variante (6ph+) a sinistra, con differenti metodi di bandeggio (JABS ET AL. 1988).

fibrosi cistica e bassa statura e in sua madre normale l'inversione viene definita variante cromosomica (Fig. 2.8).

Cromosoma 8

8qs

Guttenbach *et al.* (2006) hanno osservato, nell'ambito di uno studio familiare, la presenza di satelliti nella regione 8q11. La paziente è giunta all'indagine citogenetica in amniocentesi per età avanzata. L'indagine condotta con le metodiche di citogenetica classica Q, C e NOR hanno evidenziato la presenza di satelliti nella regione in esame. Tutti i pazienti portatori di questo eteromorfismo si presentavano normali senza alcuna alterazione clinica (Fig. 2.9).

Cromosoma 9

inv (9) di I e II Tipo

Uno dei primi eteromorfismi ad essere studiato è stata l'inversione della regione eterocromatica del braccio lungo del cromosoma 9, la

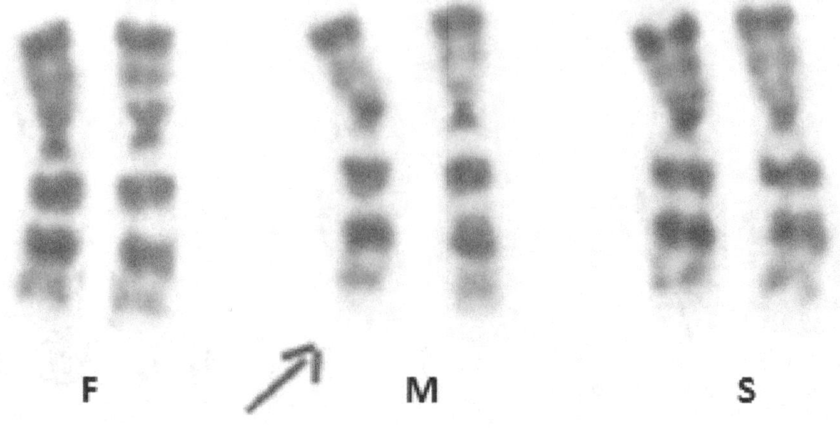

Figura 2.8: Cromosoma 7 del padre a sinistra (F), della madre al centro (M) dove la freccia indica il cromosoma con l'inversione, a destra i cromosomi del probando (S) dove è visibile l'inversione pericentrica in entrambi gli omologhi 7 (RUTH VOSS ET AL. 1989)

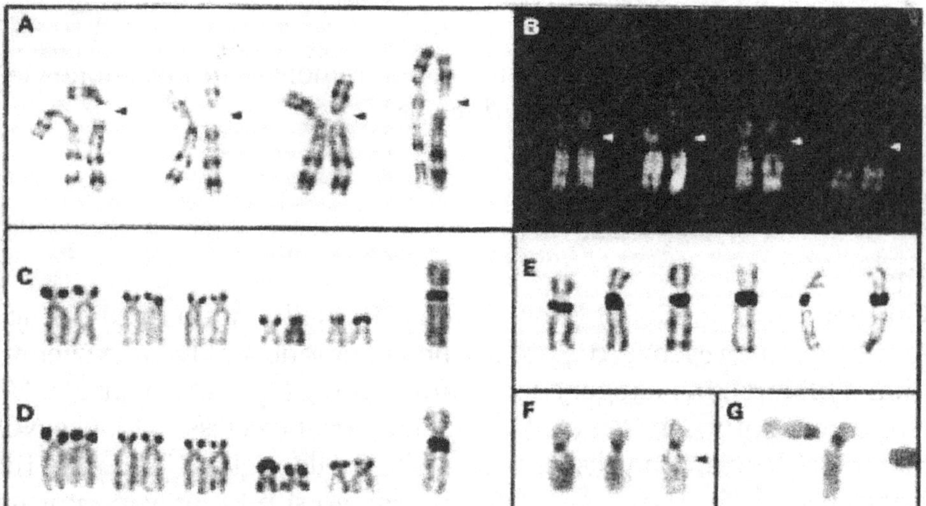

Figura 2.9: Bandeggio NOR del cromosoma 8q11 a confronto con i cromosomi acrocentrici; (A e B) selezione delle coppie del cromosoma 8 da diverse metafasi dopo bandeggio R (A) e Q (B). Bandeggio NOR (C, D e E), bandeggio C (F e G) (GUTTENBACH ET AL. 2006).

regione 9qh. Questa regione è molto variabile e all'interno di essa si può riscontrare la presenza di una maggiore quantità di eterocromatina, segnalata come 9qh+ o minore presenza dell'eterocromatina stessa, indicata come 9qh-. Anche le inversioni della regione 9qh sono molto frequenti e rappresentano circa il 10-15% della popolazione (Verma et al. 1981). Negli anni precedenti, queste inversioni sono state un argomento molto dibattuto, specialmente nello studio delle poliabortività (Del Porto et al. 1993). Le inversioni pericentriche della regione eterocromatica del cromosoma 9q vengono distinte in *inversioni di primo tipo* ed *inversioni di secondo tipo*. Se tutta la regione *qh* viene trasferita dal braccio lungo del cromosoma 9 al braccio corto vengono definite *inversioni di primo tipo*, se solo una parte, circa la metà, viene trasferita dal braccio lungo a quello corto, prendono il nome di *inversioni di secondo tipo*. Queste ultime sono caratterizzate dall'immagine simile ad una clessidra che assumono con il bandeggio C (Fig. 2.10).

Figura 2.10: Inversioni pericentriche di I e di II tipo del cromosoma 9.

Cromosoma 10

10qs

Storto *et al.* hanno riferito, nel 1999, la presenza di una coppia di satelliti nella regione terminale del braccio lungo di un cromosoma 10 in un campione di liquido amniotico. La paziente indagata per età avanzata si presentava come normale e l'indagine è stata quindi estesa ai due genitori entrambi sani. La madre risultava avere un cariotipo femminile normale, mentre il padre un cariotipo a mosaico per il 10qs: il 60% delle cellule aveva i satelliti sul cromosoma 10q, il 40% aveva

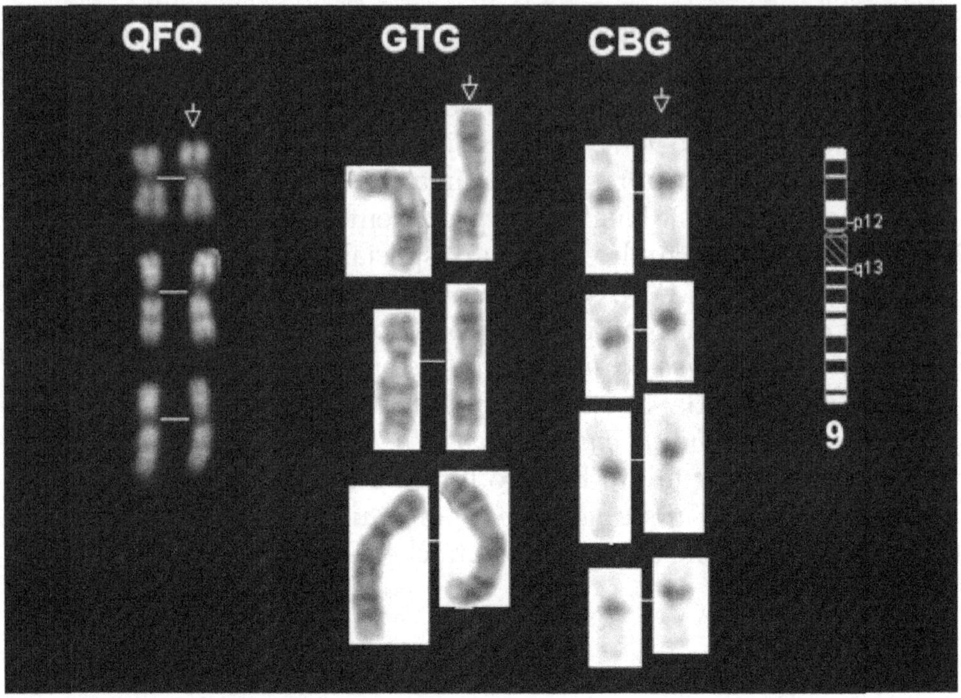

Figura 2.11: Inversione di primo tipo della regione eterocromatica del cromosoma 9 (indicata dalla freccia), osservata in bandeggio QFQ, GTG e CBG.

il cromosoma 10 normale. Il bandeggio G evidenziava un'appendice scura nella regione terminale del braccio lungo di un cromosoma 10, la presenza dei satelliti fu confermata dal bandeggio NOR. È stata eseguita inoltre un' ibridazione in situ fluorescente (FISH) con una sonda subtelomerica specifica per il braccio lungo del cromosoma 10 che ha permesso di definire con precisione la presenza del satellite e le regioni esaminate (Fig. 2.13).

Cromosoma 11

dup 11p11

Aiello *et al.* nel 1994 hanno riportato lo studio di una variante cromosomica 11p11 in una coppia normale giunta all'analisi per poliabortività. L'indagine condotta con metodiche di citogenetica classica ha evidenziato una colorazione positiva con i bandeggi GTG ed RBA, negativa con il bandeggio QFQ. Successivamente è stato eseguito un bandeggio

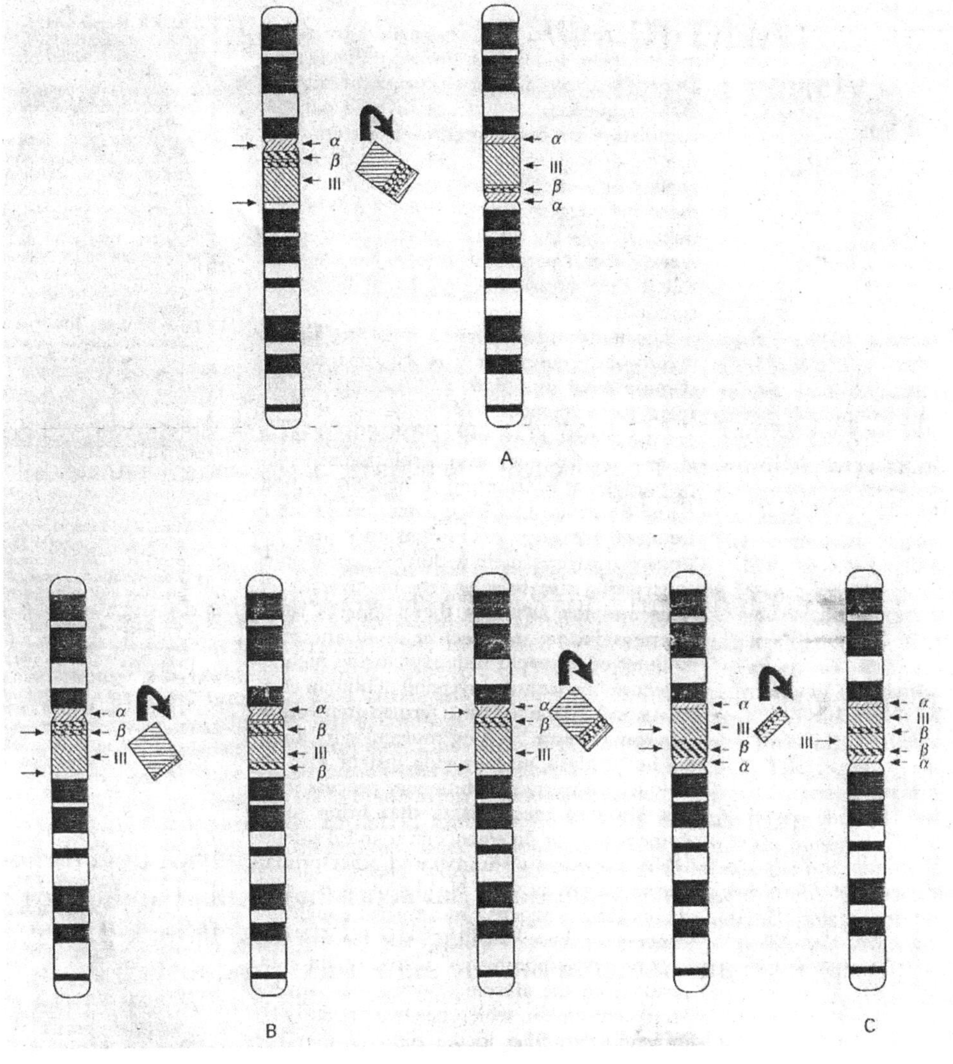

Figura 2.12: Rappresentazione schematica di tre differenti tipologie di inversione pericentriche che coinvolgono la regione qh del cromosoma 9 (BORTOTTO ET AL. 1990).

CBG sul QFQ dopo decolorazione del vetrino confermando la presenza della variante (Figg. 2.14 e 2.15).

dup 11q23.2

Spak *et al.* (1989) hanno evidenziato con il bandeggio G una extra banda positiva e Q fluorescente, nella regione 11q23.2 in un ragazzo con grave ritardo mentale e stenosi anale. L'indagine cromosomica estesa alla madre e al nonno clinicamente e fenotipicamente normali

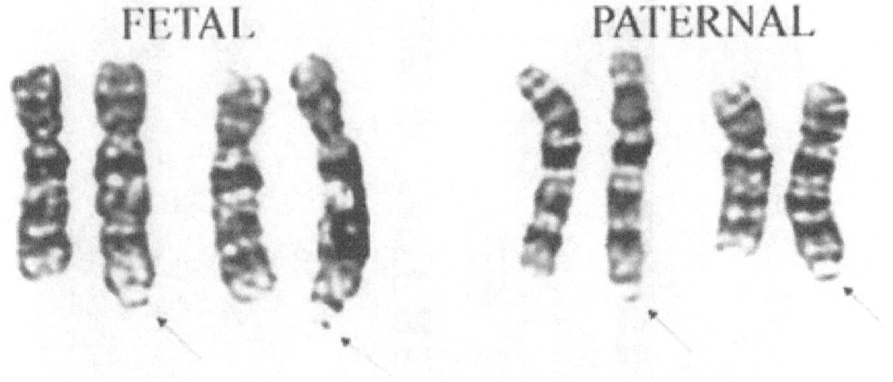

Figura 2.13: Cromosomi 10 bandeggiati con bandeggio GTG. A sinistra si possono vedere i cromosomi fetali, a destra quelli paterni. Le regioni qs sono evidenziate dalle frecce (STORTO ET AL. 1999).

ha consentito di definirla una variante normale (Fig. 2.16).

Cromosoma 12

12qh+
Sandra Chantot-Bastaraud *et al.* nel 2002 hanno evidenziato un nuovo eteromorfismo che coinvolge la regione pericentromerica del cromosoma 12. La variante si estendeva dal centromero alla banda 12q12 ed è stata trovata in un feto con sospetto di microcefalia. Gli autori hanno discusso ampiamente del suo significato prognostico e con il bandeggio R è risultata una banda negativa, mentre con i bandeggi G e C la banda risultava positiva, questo ha suggerito la presenza di eterocromatina costitutiva. L'applicazione dell'ibridazione in situ (FISH) con sonda α-centromerica (D12Z1), confermava una evidente fluorescenza nella regione centromerica interessata dalla variante. L'indagine citogenetica è stata estesa ai genitori, il padre risultava il portatore (Fig. 2.17).

Cromosoma 13

13pstk+ps+++pat
Nell'ambito di una indagine prenatale, nel liquido amniotico di una paziente, giunta per età avanzata, è stato riscontrato un satellite iper-

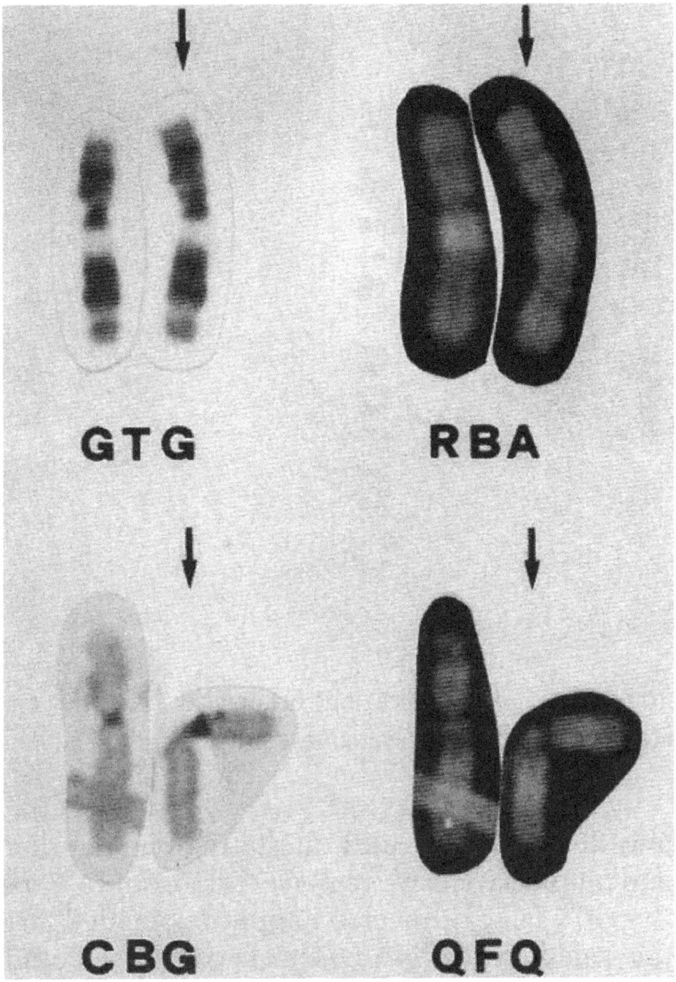

Figura 2.14: Cromosoma 11 con bandeggio: GTG, RBA, CBG su QFQ, La freccia indica il cromosoma duplicato. (Aiello et al. 1994).

fluorescente ed uno stolk più lungo del normale. La variante era di origine paterna, entrambi i pazienti non presentavano effetti clinici e fenotipici particolari (Fig. 2.18).

Cromosoma 14

14p+

Earle *et al.* (1989) hanno studiato un maschio fenotipicamente normale per la presenza di un grande braccio corto inusuale in un cromosoma

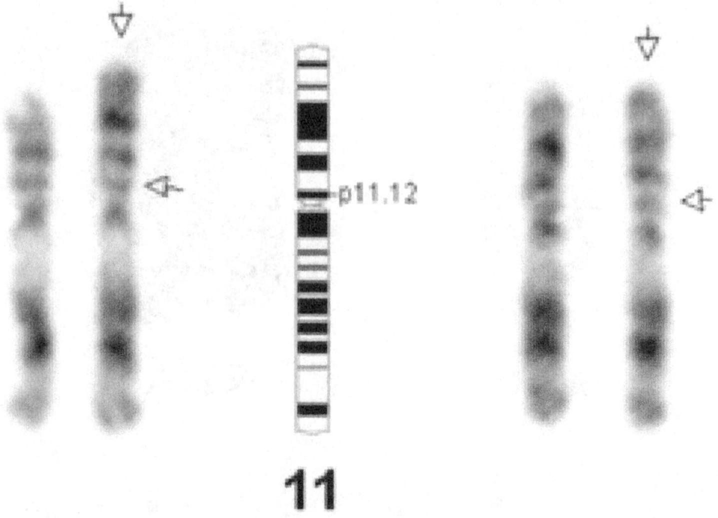

Figura 2.15: Cromosoma 11 con duplicazione nel braccio corto p11 in bandeggio GTG. La freccia indica il cromosoma 11 con variante (var 11p11.12).

14. L'aumento della grandezza di questa regione era di circa il 30% rispetto al suo omologo. L'extra regione cromosomica è risultata positiva al bandeggio CBG e attraverso l'applicazione dell'ibridazione in situ con sonde ripetitive di DNA ne è stata compresa l'origine. Questa regione infatti era costituita da DNA satellite III. La regione non appariva specifica per la sonda dell'eterocromatina del cromosoma Y. Il paziente è stato indagato perché la figlia, con ritardo mentale presentava la delezione del cromosoma 1q. Dall'analisi emerse che anche la figlia possedeva la stessa variante del cromosoma 14p+ ereditata dal padre (Fig. 2.19).

Cromosoma 15

15ph+

Nel liquido amniotico di una paziente giunta al laboratorio per età avanzata, è stato riscontrato un cromosoma 15ph+, l'origine della variante è risultato di origine familiare. Entrambi i portatori di questa

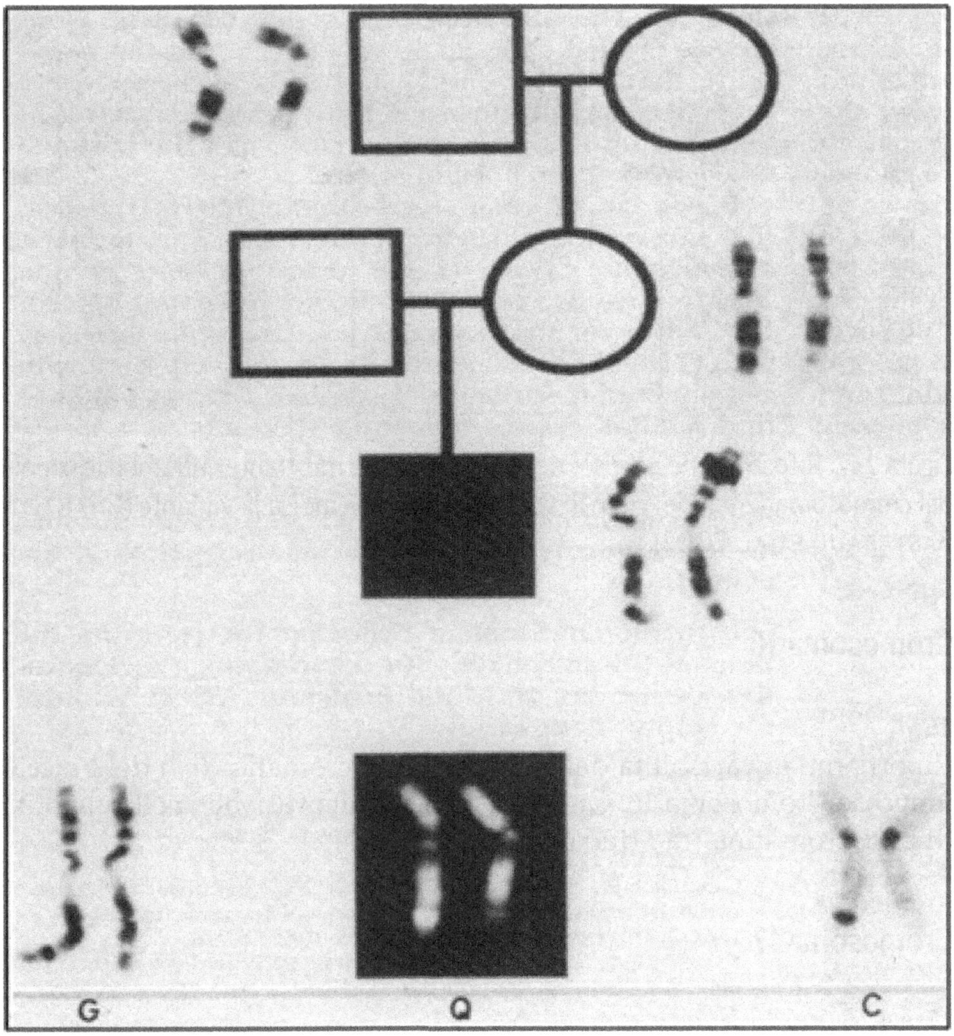

Figura 2.16: Pedigree che mostra l'eredità del cromosoma 11 contenente l'extra banda q23.2. In aggiunta i cromosomi della madre del probando con i bandeggi: G, Q e C (SPAK ET AL. 1989).

variante erano normali, senza presentare segni clinici evidenti ne ritardo mentale familiare (Fig. 2.20).

15pss

In molti pazienti viene riscontrata la variante *pss* (*pss=doppio* satellite) sul braccio piccolo di un cromosoma acrocentrico, i pazienti portatori di questa variante sono normali. Nel nostro caso il cromosoma coinvolto era il 15p (Fig. 2.21).

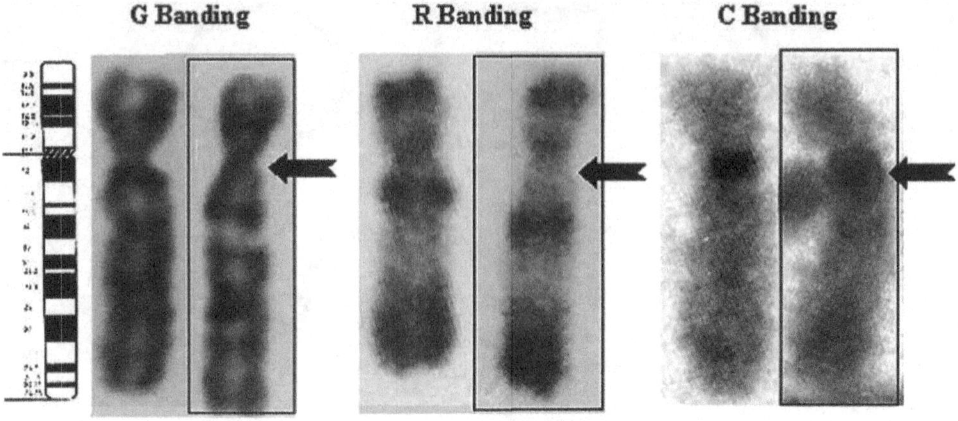

Figura 2.17: Ricostruzione parziale del cariotipo fetale mostrante entrambe le coppie del cromosoma 12 bandeggiato in G, R e C. La freccia indica la variante (CHANTOT-BASTARAUD ET AL. 2002).

Cromosoma 16

16qh

Riportiamo la variabilità della regione eterocromatica (*qh*) del braccio lungo del cromosoma 16. Questa regione risulta variabile nella quantità di eterocromatina tra i due omologhi (Fig. 2.22).

Cromosoma 17

17ps+

In uno studio relativo alla frequenza delle costrizioni secondarie nei cromosomi somatici umani, Ferguson-Smith *et al.* (1962) hanno osservato che il cromosoma 17 occasionalmente presentava satelliti sul braccio corto di uno dei due omologhi. In 1.300 cariotipi analizzati da 148 differenti individui, solo otto cellule presentavano satelliti sulla regione terminale 17p. La variante si presentava come una costrizione nel braccio corto e fu interpretata come un satellite stalk. Moore *et al.* (1966) hanno trovato un cromosoma 17 satellitato in alcune cellule di un bambino con trisomia 21 e nella madre. In due altri fratelli di cui uno anche in questo caso era Down questa variante non era presente. Altre osservazioni della stessa variante sono state fatte da German *et al.* 1966, Emerit *et al.* 1967, McGavin *et al.* 1967, Schmid E. *et al.* 1969, Priest *et al.* 1970 e Gustavson *et al.* 1978 (Fig. 2.23).

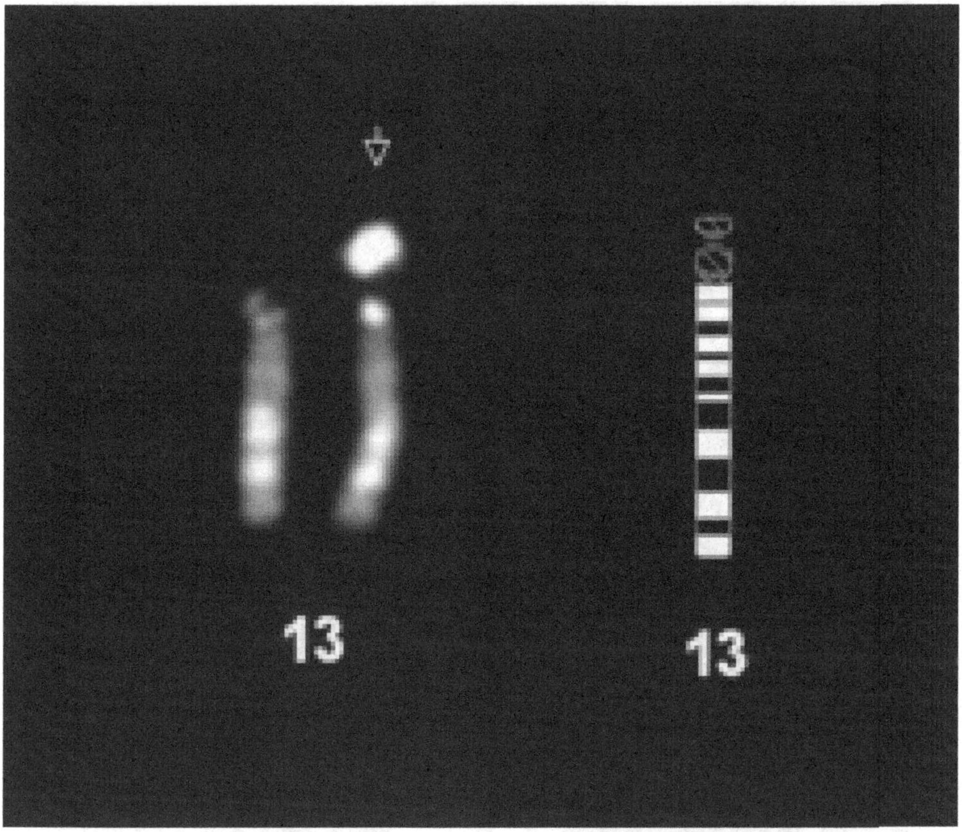

Figura 2.18: Variante 13pstk+ di origine paterna in bandeggio QFQ.

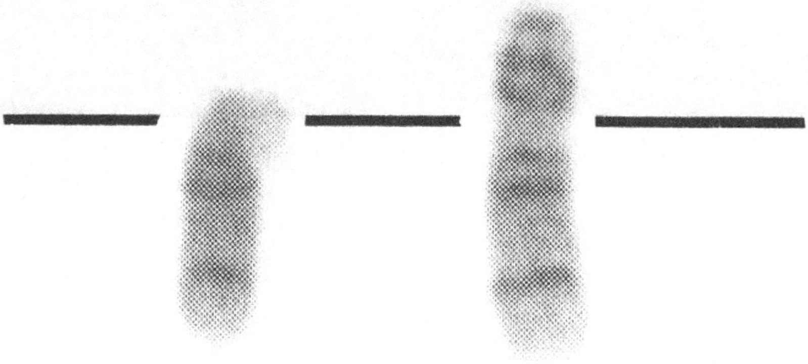

Figura 2.19: Bandeggio G che mette in evidenza il cromosoma 14 normale e il cromosoma 14p+.

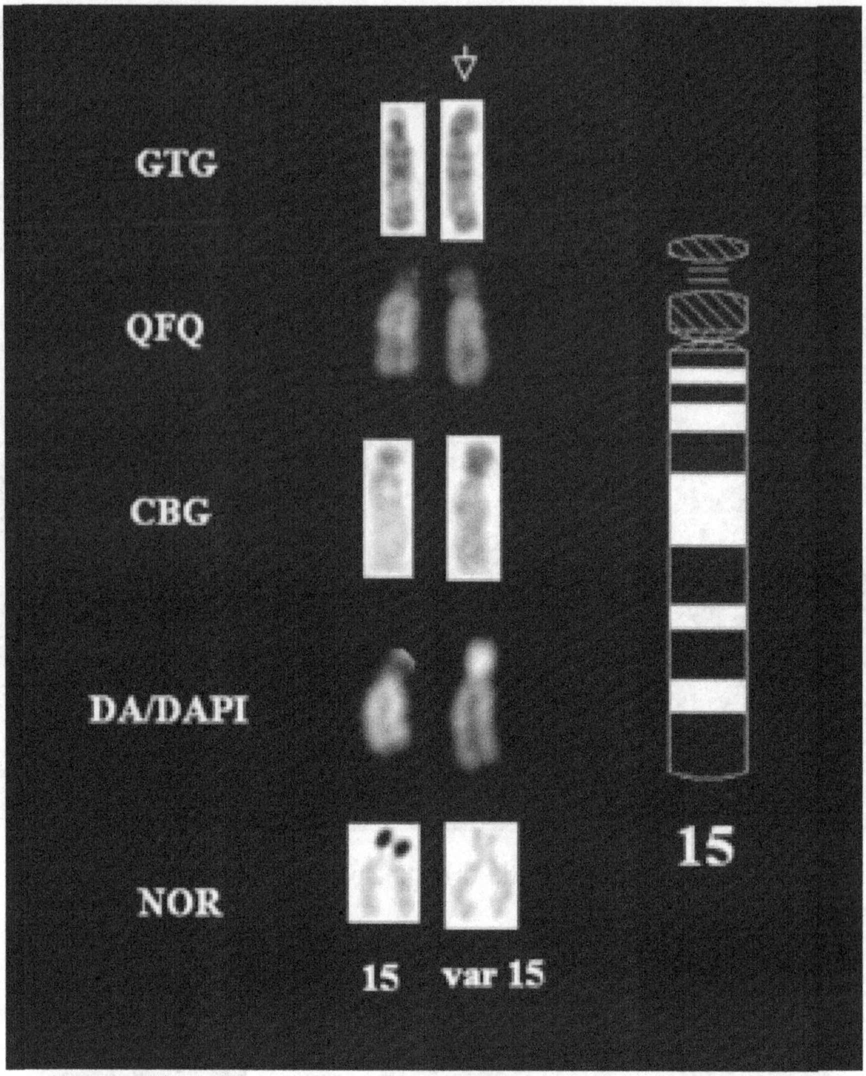

Figura 2.20: Variante 15ph+ con differenti metodiche di bandeggio.

Cromosoma 18

18ph+

Nel 1985 Babu e Verma hanno osservato, in un cariotipo di un paziente con Sindrome di Edward, una banda addizionale sul braccio corto di uno dei due omologhi 18. Hoo e Robertson nel 1987 hanno definito questa banda una variante normale cromosomica 18p+. Verma e Babu (1987) hanno suggerito, in seguito, che queste variazioni dell'etero-

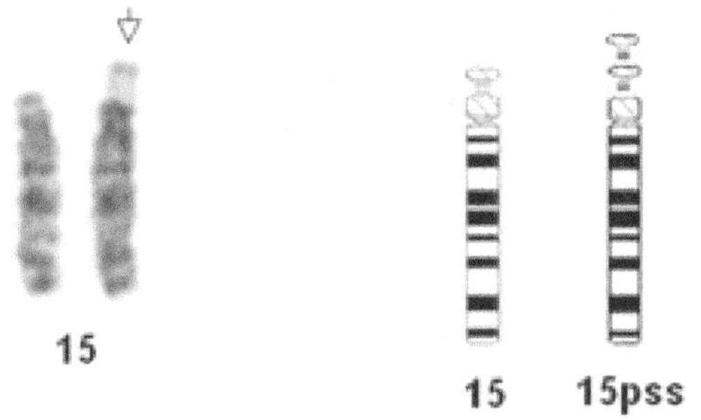

Figura 2.21: Doppi satelliti o variante 15pss in bandeggio GTG.

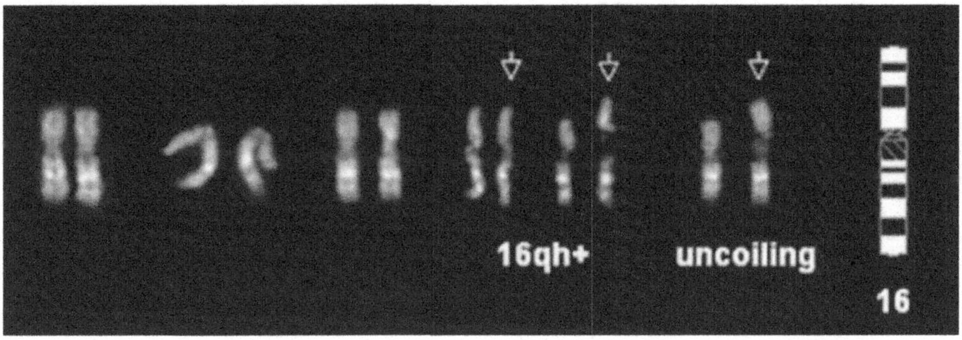

Figura 2.22: Variabilità della regione eterocromatica (qh) del cromosoma 16 in bandeggio QFQ.

cromatina, non solo si estendono sul braccio corto del cromosoma 18, ma anche sul braccio lungo, potendo così essere classificate in almeno quattro differenti tipi (tipo I-IV). Da uno studio del cariotipo di popolazioni caucasiche, è stato possibile osservare che l'incidenza del tipo I, II, III e IV era rispettivamente dell'11.30%, 62.61%, 0.87% e 25.22%. In aggiunta ribadiscono Verma e Babu che l'eterocromatina del cromosoma 18 è altamente variabile nella quantità (Figg. 2.24, 2.25).

Cromosoma 19

19q12

Gardner e Wood (1979) hanno riscontrato, nel cariotipo di liquido amniotico di una paziente indagata per età avanzata (35 anni), una espansione della regione centromerica verso il braccio lungo, precisa-

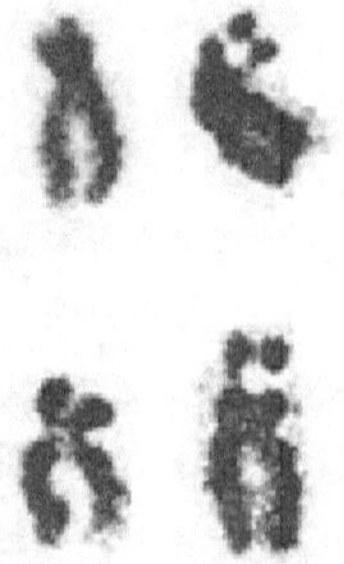

Figura 2.23: Colorazione in Giemsa dei cromosomi 17. Il cromosoma satellitato è sulla destra. (GUSTAVSON ET AL. 1978).

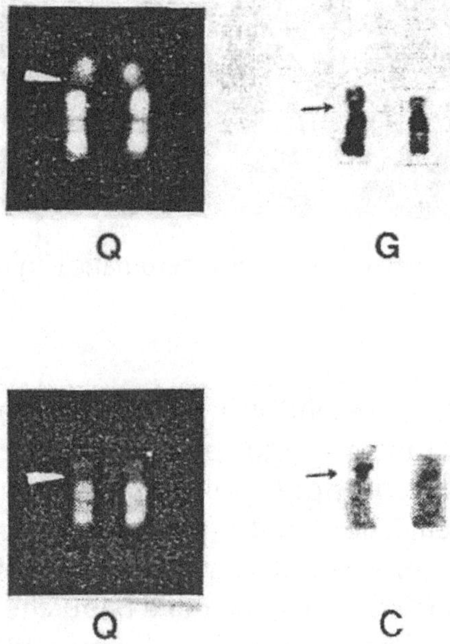

Figura 2.24: Nella prima riga i cromosomi 18 del probando bandeggiati con bandeggio Q e G e nella seconda riga quelli del padre bandeggiati con bandeggio Q e C. (Hoo e Robertson 1987).

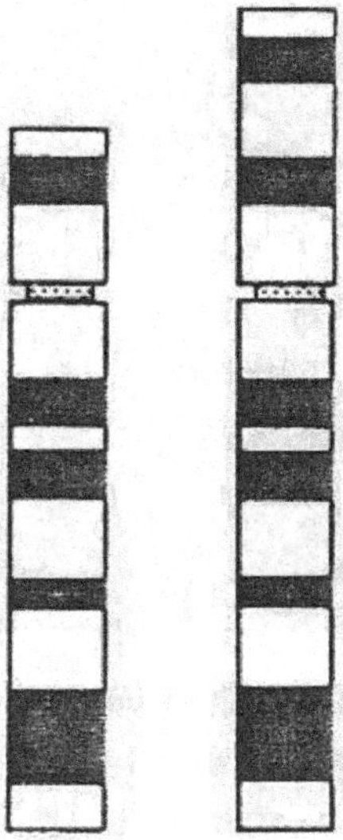

Figura 2.25: Ideogramma del cromosoma 18 a sinistra e del 18p+ a destra.

mente nella regione 19q12, di uno dei due omologhi. L'indagine estesa ai genitori ha portato al riscontro della stessa anomalia anche nella madre. Gli autori hanno concluso la loro indagine affermando che se la madre normale era portatrice della stessa anomalia riscontrata nel feto, non c'era ragione di pensare che l'extra banda 19q12 potesse provocare anomalie cliniche e problemi nel bambino alla nascita e quindi si trattava di una variante cromosomica normale.

19p12
Questa variante è stata riscontrata nel nostro laboratorio nel liquido amniotico di una pazienta giunta per età avanzata. La stessa anomalia era presente anche nel padre normale senza problemi clinici e patologici. Si è quindi ritenuta una variante normale. Alla nascita la paziente risultava normale (Fig. 2.26).

Cromosoma 20

20ph+
Fryns *et al.* (1988) hanno determinato un nuovo tipo di eteromorfismo centromerico 20ph+ in due pazienti. Il paziente nella prima famiglia era un neonato dismorfico nato dopo 32 settimane di gestazione, esten-

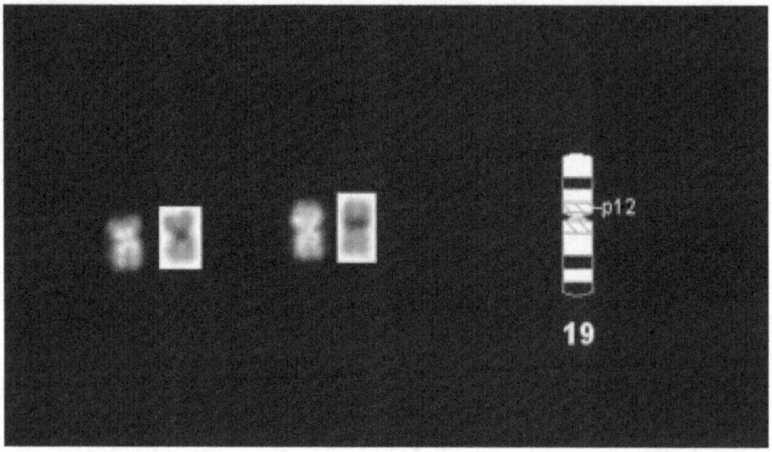

Figura 2.26: Bandeggio CBG su QFQ che mostrano a destra il cromosoma portatore della variante 19p12, bandeggiato in QFQ e CBG. A sinistra coppia di cromosomi normali.

dendo il cariotipo ai genitori il padre presentava la stessa extra banda sul braccio piccolo di un cromosoma 20. Il secondo caso era una paziente giunta al laboratorio per indagine citogenetica, l'indicazione all'esame era per due aborti precedenti ed una terza gravidanza risoltasi con la nascita di una bambina deceduta per asfissia perinatale. Anche in questo caso era stato osservato nella paziente un cariotipo: 46,XX,20ph+. Altri autori come Romain *et al.* (1991) e Park e Rawnsley (1996) hanno riscontrato in seguito lo stesso eteromorfismo 20ph+ in pazienti sani (Fig. 2.27).

20qh+

Romain *et al.* (1991) evidenziano in una coppia per poliabortività un eteromorfismo eterocromatico sul braccio lungo di un cromosoma 20 del partner. Le metodiche di bandeggio utilizzate presentavano: GTG, CBG e G11 positive (Fig. 2.28).

20ps

Park e Rawnsley (1996) hanno riportato il cariotipo di liquido amniotico alla 20 settimana di gestazione in una paziente indagata per età avanzata. Dal cariotipo in amniocentesi, gli autori hanno riscontrato la presenza di satelliti sul braccio corto di un cromosoma 20, definito 20ps. Nella famiglia non emerse alcuna storia di abortività o anomalie fenotipiche o cliniche, la paziente era a conoscenza solamente di un primo cugino Down. L'analisi citogenetica ha mostrato un cariotipo

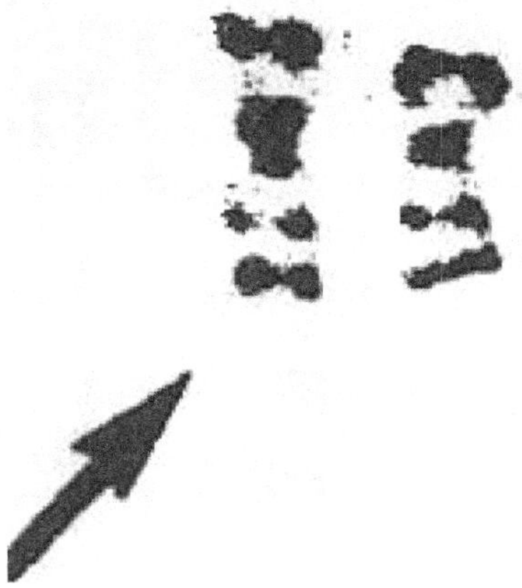

Figura 2.27: Bandeggio G del cromosoma 20ph+(segnato dalla freccia) e a destra il suo omologo normale. (Park e Rawnsley 1996).

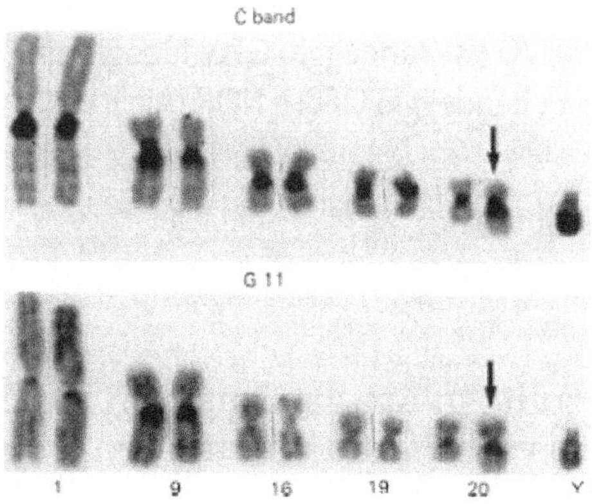

Figura 2.28: Bandeggio C e G11 del probando, la freccia indica la variante del cromosoma 20 (Romain DR et al 1991).

maschile e la positività al bandeggio Ag-NOR ha confermato quindi la presenza del satellite sul cromosoma 20p. Da ulteriori indagini ed approfondimenti sulla famiglia è emerso che anche nella madre vi era la presenza dello stesso cromosoma 20ps (Fig. 2.29).

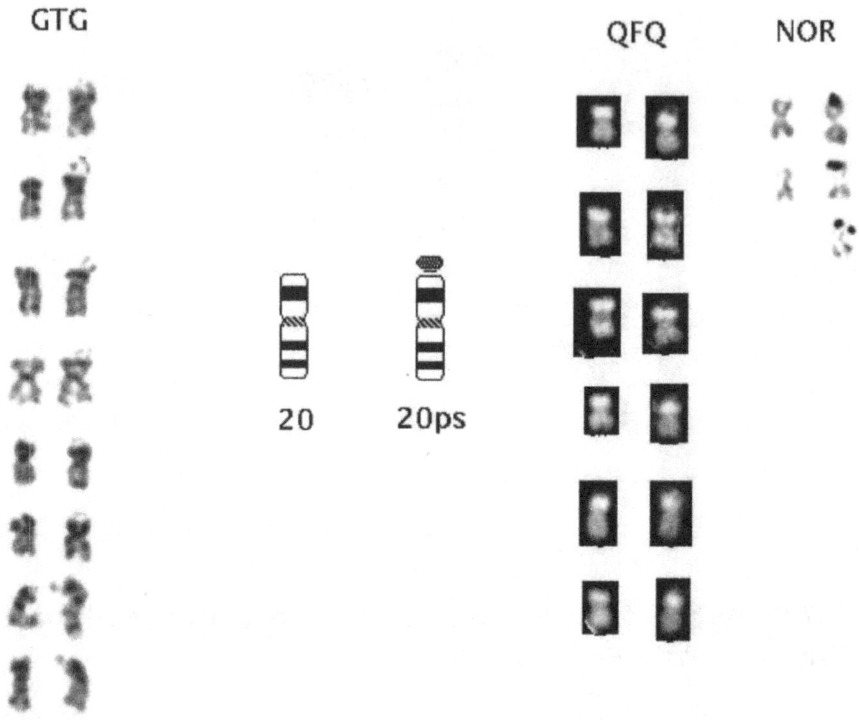

Figura 2.29: Cromosoma 20 ps. Bandeggio GTG, ideogrammi del cromosoma 20 (a sinistra) e 20ps (a destra), bandeggio QFQ e NOR (Aiello V).

Cromosoma 21

21qs

L'amniocentesi eseguita in una paziente con indicazione per età superiore a 35 anni, ha evidenziato un cariotipo femminile con satelliti ectopici sul braccio lungo del cromosoma 21, di origine materna (Sensi et al. 2007). Le anamnesi personali e familiari della signora e del partner non hanno evidenziato definiti elementi di incremento di rischio genetico. Sono stati condotti approfondimenti di citogenetica molecolare (FISH), che hanno in particolare evidenziato la permanenza delle regioni subtelomeriche nel cromosoma 21 satellitato (sia materno, sia fetale). La familiarità della variante, in assenza di evidenti riarrangiamenti sui cromosomi acrocentrici materni, indica che il rilievo citogenetico non è da considerarsi patologico. D'altro canto, la maggior parte dei satelliti ectopici sono considerati varianti prive di significato clinico, escludendo i rari casi nei quali una traslocazione reciproca porta alla traslocazione/perdita della regione subtelomerica. I satelliti cromosomici contengono eterocromatina e geni che servono per la produzione dei ribosomi (organuli intracitoplasmatici necessari per la sintesi proteica). Questi geni necessari per la produzione dei ribosomi, sono però presenti in diversi cromosomi in centinaia di copie e regolati in modo che una regione in difetto o in sovrannumero non comporta difetto cellulare (Fig. 2.30).

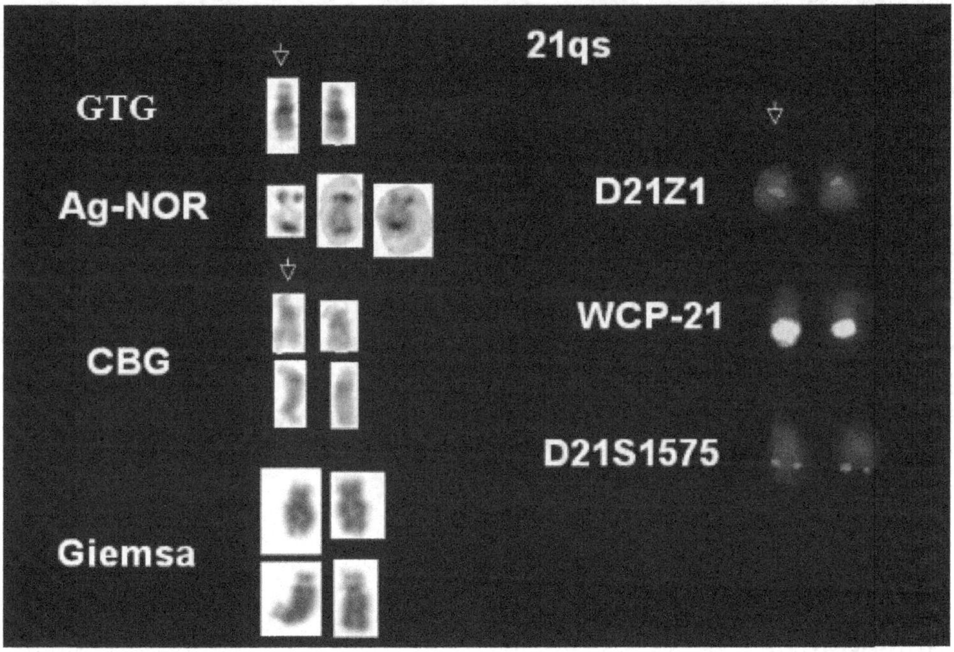

Figura 2.30: Cromosoma 21qs (indicato dalla freccia), bandeggio GTG, Ag-NOR, CBG, Giemsa del cromosoma 21 (a sinistra). A destra FISH del cromosoma 21qs (SENSI ET AL. 2007).

Cromosoma Y

Yqs

Bayless-Underwood *et al.* (1983) hanno riportato due casi in diagnosi prenatale di satelliti nella regione terminale del braccio lungo del cromosoma Y. La metodica del bandeggio Ag-NOR ha confermato la presenza dei satelliti. Dato che nei portatori non vi era riscontro di anomalie fenotipiche o cliniche la variante fu classificata come variante cromosomica normale (Fig. 2.31).

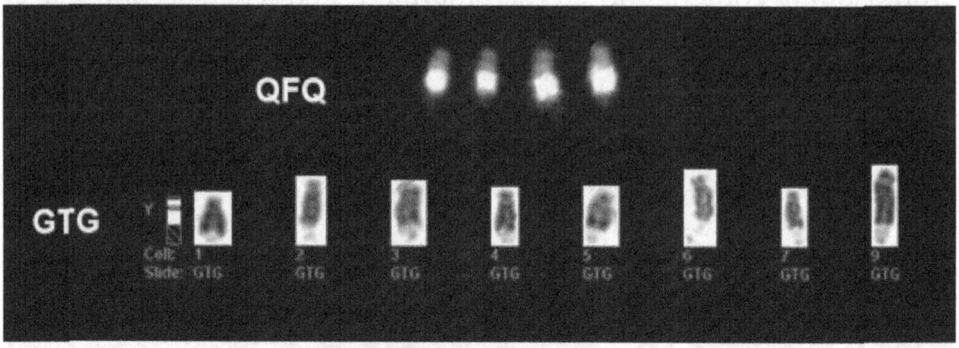

Figura 2.31: Bandeggi QFQ e GTG del cromosoma Yq satellitato: 46, X,(Yqs).

inv(Y)(p11.2q11.2)
Le inversioni pericentriche del cromosoma Y sono usualmente varianti familiari normali senza effetti clinici la cui frequenza è di 1 maschio su 1000. Risulta importante estendere l'indagine citogenetica al padre per valutare la familiarità dell'inversione. In questo tipo di inversione il centromero separa la regione eterocromatica da quella eucromatica, questo da una visione del cromosoma che appare simile ad un cromosoma del gruppo F (Figg. 2.32 e 2.33).

2.2 Varianti eucromatiche

Cromosoma 1

dup 1p21-31
Zaslav *et al.* (1993) hanno osservato una variante 1p+ in una paziente di 37 anni, sottoposta ad indagine citogenetica prenatale per età avanzata. L'indagine estesa ai genitori ha evidenziato la madre come portatrice. L'eccesso di materiale di natura eucromatica è stato in seguito definito nel dettaglio come 1p21-31. Entrambi i soggetti risultavano clinicamente e fenotipicamente normali (Fig. 2.34).

dup 1q11-22
Chan *et al.* (2002) hanno osservato una variante con duplicazione 1q11-22 in una paziente con Linfoma linfoblastico T/leucemia. Dallo studio familiare condotto in seguito, tutti i componenti portatori di questa variante risultavano normali (Fig. 2.35).

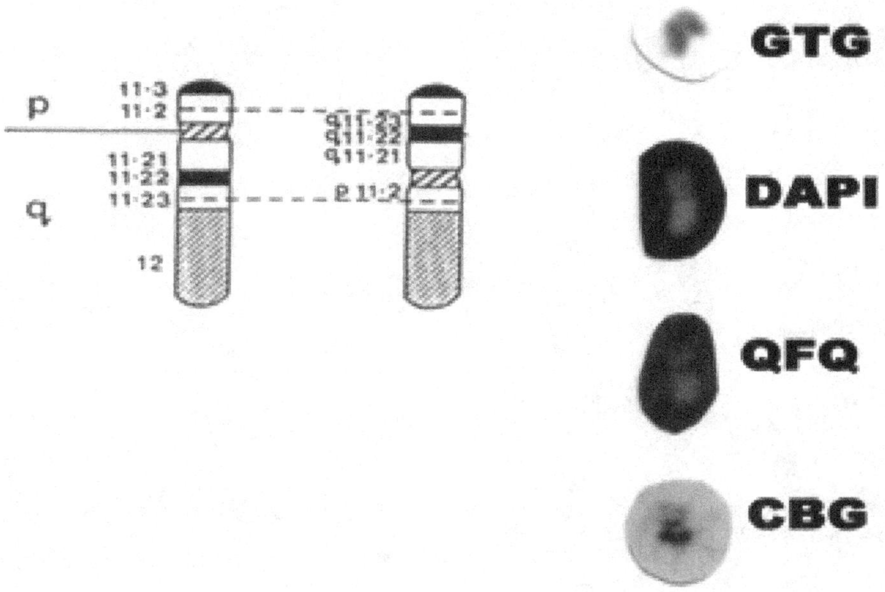

Figura 2.32: Ideogramma e differenti metodi di bandeggio dell'inversione pericentrica del cromosoma Y: GTG, DAPI, QFQ e CBG.

dup 1q42.11-q42.12
Bortotto *et al.* (1990) hanno riportato la variante 1q+ con eccesso di materiale eucromatico in 1q42.11-q42.12 in madre e figlio fenotipicamente e clinicamente normali (Fig. 2.36).

Cromosoma 2

inv (2)(p11q13)
Le inversioni pericentriche del cromosoma 2 sono relativamente comuni, costituiscono circa il 14% di tutte le inversioni pericentriche, di queste circa la metà presentano punti di rottura nella regione 2p11q13 (Kaiser 1984). Numerosi sono stati i casi di questa inversione descritti in pazienti normali (Leonard et al. 1975, Phillips et al. 1978, Bacciccchetti et al. 1980, MacDonald et al. 1985, Djalali et al. 1986).

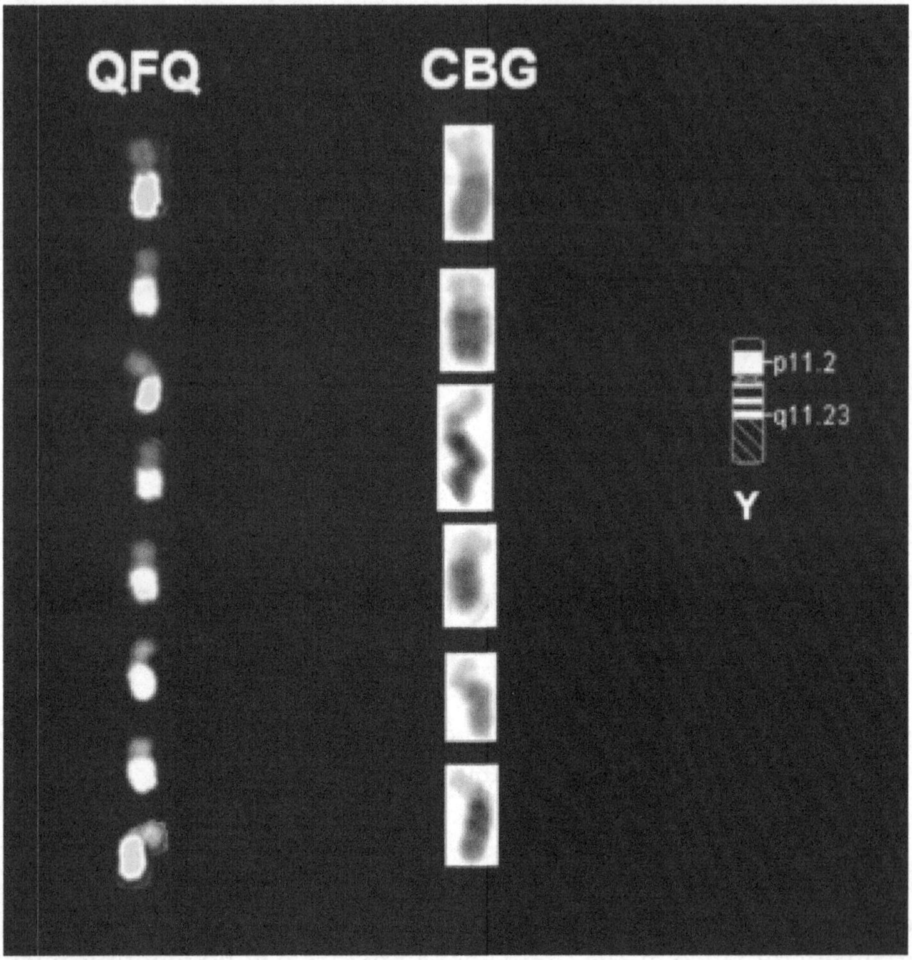

Figura 2.33: Inversione pericentrica del cromosoma Y bandeggiato in QFQ e CBG: 46,X,inv(Y)p11.2q11.23).

inv (2)(p11.2q13)

Lacbawan *et al.* (1999) hanno osservato l'inversione pericentrica di uno dei due omologhi 2: inv(2)(p11.2q13), in un paziente portatore di una rara delezione interstiziale del(2)(p11.2p13), l'inversione era ereditata dal padre fenotipicamente normale. Studi condotti da Hysert *et al.* (2006) su diverse inversioni cromosomiche in diagnosi prenatale, portarono alla conclusione che le inv(2)(p11.2q13) erano generalmente ereditate senza effetti fenotipici anomali (Fig. 2.37).

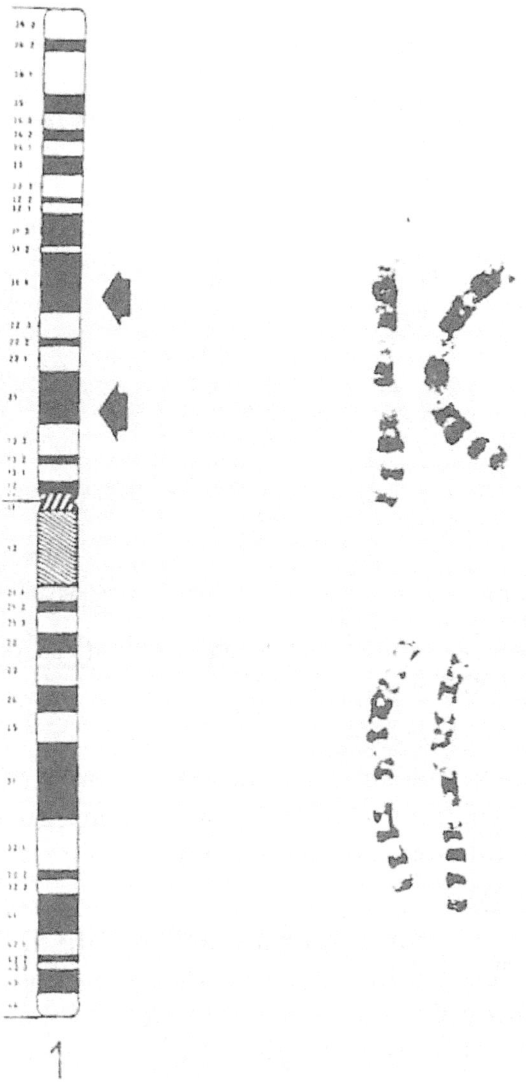

Figura 2.34: A sinistra ideogramma del cromosoma 1. A destra cromosomi con bandeggio GTG in particolare in alto i cromosomi fetali e in basso della madre (ZASLAV ET AL. 1993).

Cromosoma 5

del 5p14

Overhauser *et al.* (1986) hanno identificato in sei individui di tre generazioni di una stessa famiglia una delezione del braccio corto di un

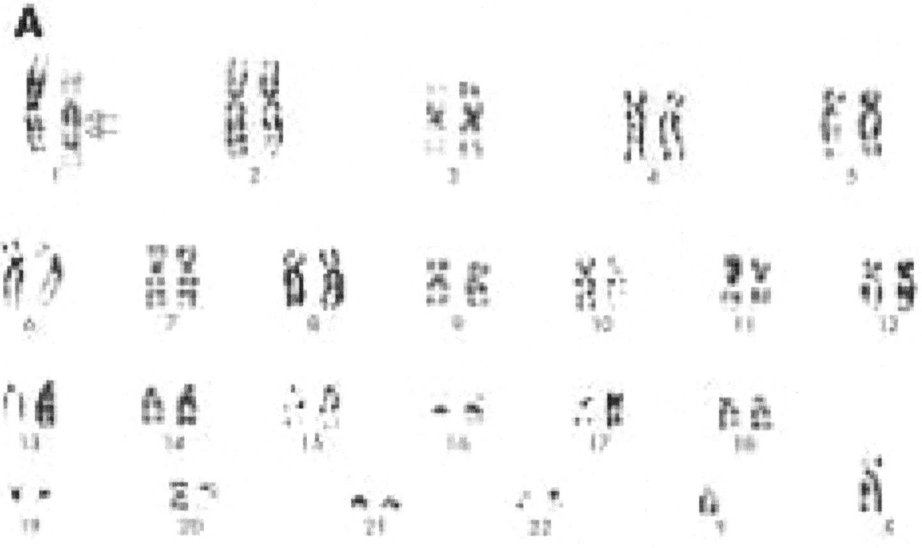

Figura 2.35: Metafase ricostruita in bandeggio G, indicato il cromosoma 1 con: dup 1q11-22 Chan et al. (2002).

cromosoma 5 apparentemente sbilanciata delezione del braccio piccolo di un cromosoma 5, ma non avendo alcuna conseguenza patologica è stata classificato un eteromorfismo cromosomico normale.

del (5)(p14.1p14.3)

Hand *et al.* nel 2000 hanno riportato nell'ambito di uno studio familiare, una delezione del braccio corto di un cromosoma 5. La banda interessata in entrambi i casi era la banda 5p14. Lo studio familiare in entrambi i lavori ha portato gli autori a considerare la delezione come una variante normale. Hand ha definito in modo più preciso la banda coinvolta e quindi il cariotipo conclusivo è risultato il seguente: 46,XY,del(5)(p14.1p14.3) (Fig. 2.38).

Cromosoma 8

dup 8p23

Numerosi sono i casi della letteratura che riportano la duplicazione del cromosoma 8 nella regione p23, p23.1, p23.2 e p23.3 (Barber et al. 1998, Gibbsons et al. 1999, O'Malley et al. 1999, Engelen et al. 2000, Harada et al. 2002, Tsai et al. 2002) (Figg. 2.39 e 2.40).

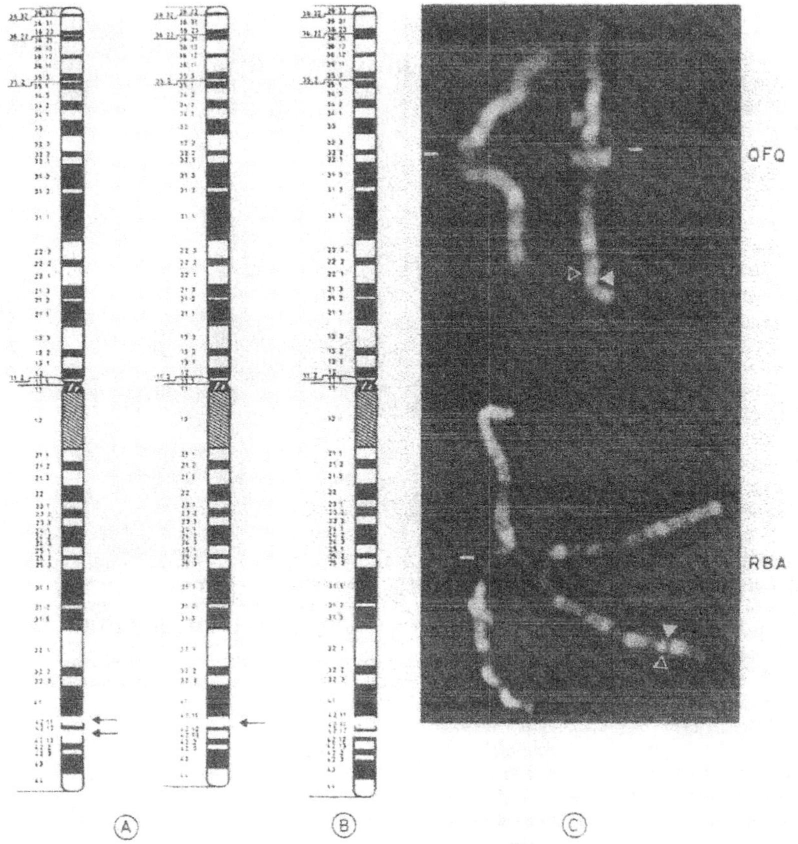

Figura 2.36: (A) diagramma della duplicazione con indicati i punti di rottura. (B) ideogramma del cromosoma riarrangiato. (C) cromosoma 1 dopo bandeggio QFQ ed RBA; il cromosoma anormale è a destra. Le frecce nere indicano le bande 1q42.11, le bianche indicano le bande 1q42.12. (Bortotto et al. 1990)

Cromosoma 9

dup 9p11.2-p12-p13.1

Sutherland ed Eyre nel 1981 hanno osservato in diversi componenti di due famiglie una variante nel braccio corto di un cromosoma 9 localizzata con precisione nella banda 9p13. Tutti i componenti di entrambe le famiglie studiate si presentavano come clinicamente e fenotipicamente normali. Altre osservazioni di questo stesso eteromorfismo sono state descritte da Spedicato *et al.* (1985) e Di Giacomo *et al.* (2004) (Fig. 2.41) che hanno definito i punti della duplicazione come *dup 9p* in *9p11.2-p13.1,*

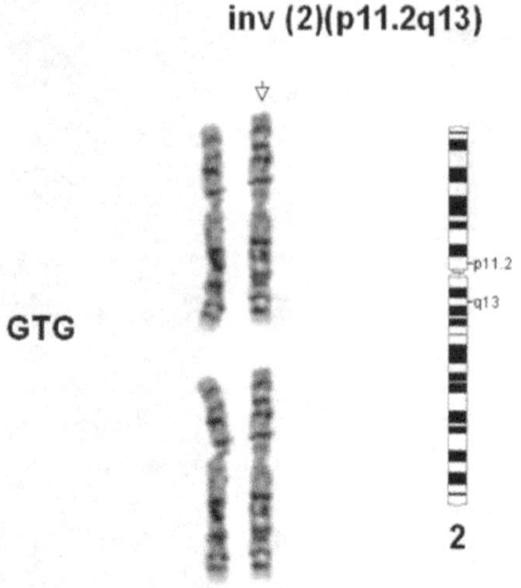

Figura 2.37: Bandeggio GTG che evidenzia l'inversione del cromosoma 2 (p11.2q13) e a destra l'ideogramma del cromosoma con evidenziati i punti di rottura (Aiello V).

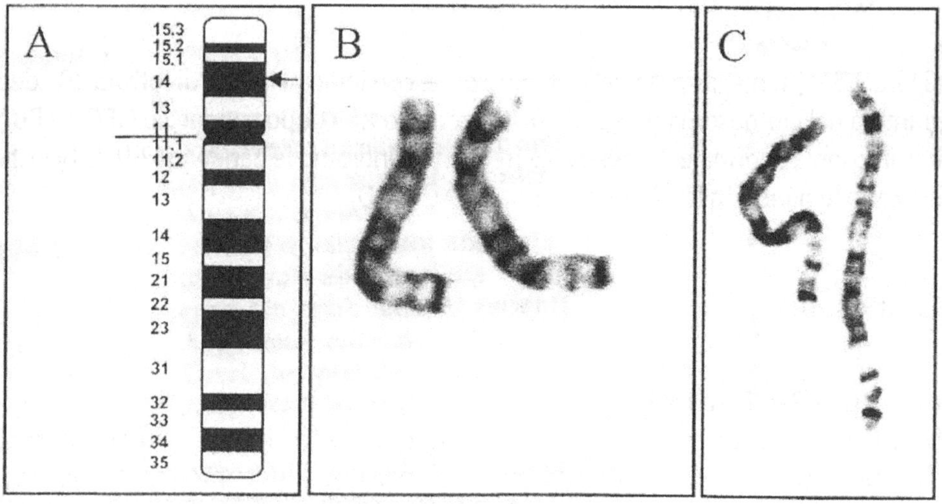

Figura 2.38: (A) ideogramma del cromosoma 5 a 400 bande con indicata la banda 5p14. (B) e (C) i cromosomi del paziente e della madre (HAND ET AL. 2000).

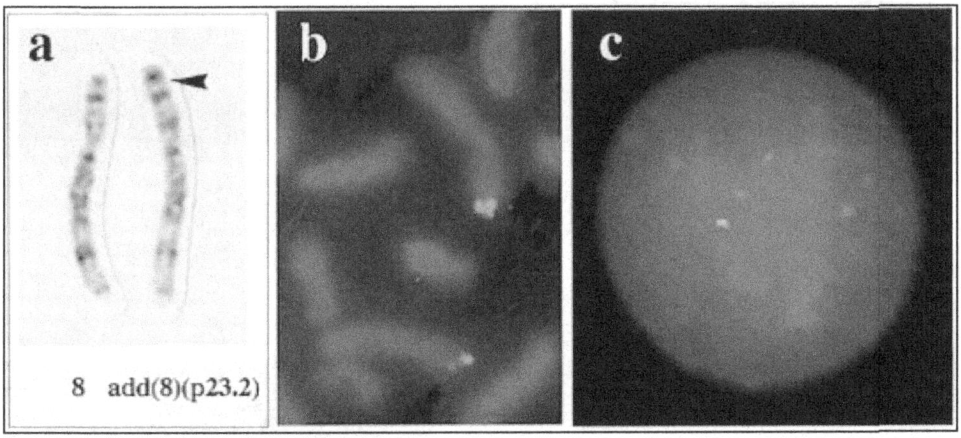

Figura 2.39: Duplicazione 8p23.2 a livello della freccia. b: cromosoma 8 analizzato mediante FISH. Da notare l'intensità del segnale verde in corrispondenza della duplicazione (HARADA ET AL. 2002).

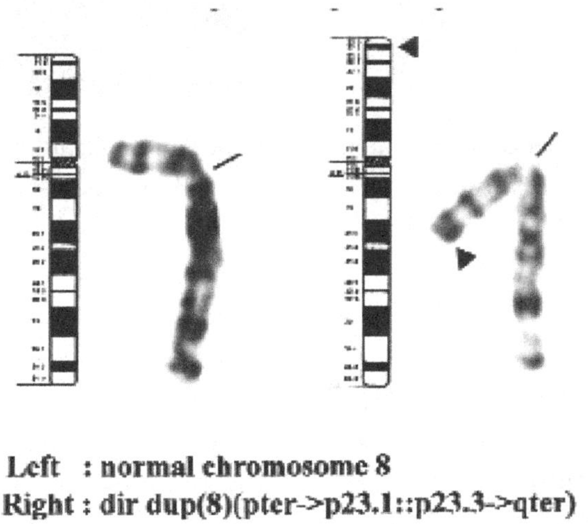

Figura 2.40: Rappresentazione della duplicazione 8p23.1->23.3 (ENGELEN ET AL. 2000).

tutti gli individui studiati e portatori della variante sono risultati normali. Webb *et al.* (1989) hanno descritto più tardi tale variante eucromatica come una regione addizionale alla banda *9p12* (Fig. 2.42).

dup 9q13-q21

Jalal *et al.* (1990) hanno evidenziato in un cariotipo eseguito su un neonato, morto a soli undici giorni per polmoni ipoplastici e idrope

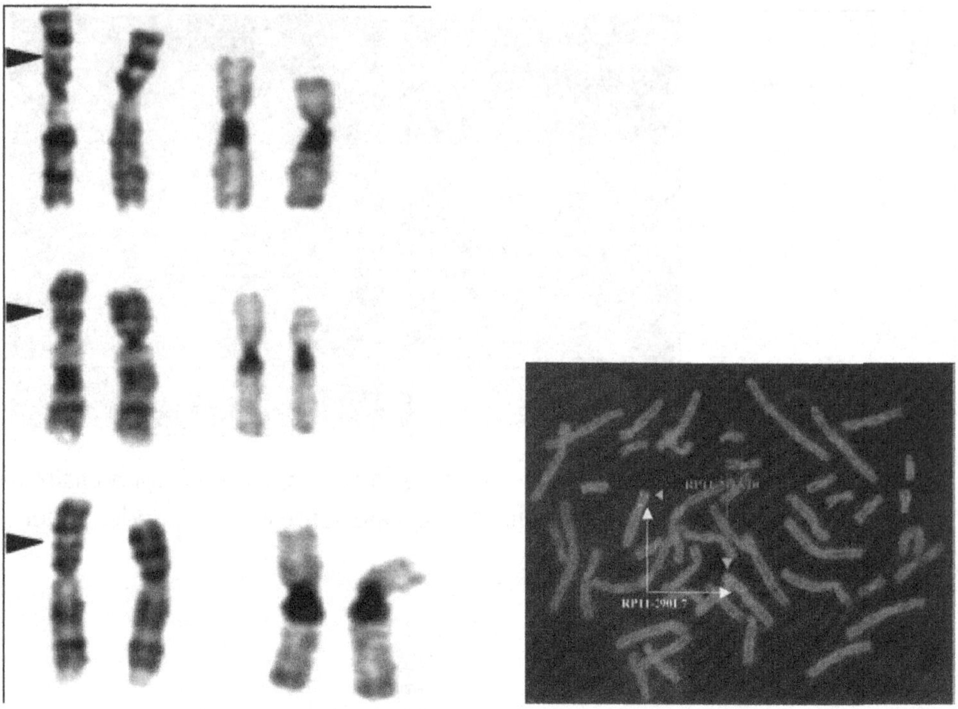

Figura 2.41: (A) Parte del cariotipo che mostra le bande duplicate del cromosoma 9 in *9p11.2-p13.1*. A sinistra bande G, a destra bande C. (B) Analisi del cariotipo mediante FISH. (Di Giacomo et al. 2004)

fetale, la presenza di un cromosoma 9 con un eccesso di materiale che coinvolgeva la regione *9q13-21*. Dall'analisi citogenetica sui genitori è risultato che la madre possedeva la stessa variante, data quindi la familiarità l'anomalia era da considerarsi una variante normale. L'applicazione delle metodiche di bandeggio sono risultate C negative, GTG positive e si ipotizzò che la banda 9q13 potesse essere la rappresentazione dell'amplificazione di un gene che non ha dato effetti clinici o fenotipici. Comunque Roland *et al.* (1992) hanno applicato oltre ai bandeggi C, GTG, anche il bandeggio QFQ in seguito al quale la banda è stata definita come brillante. Gli autori hanno riportato la variante 9qh+ come appartenente alla regione 9q12. Altri autori hanno definito le variazioni della costrizione secondaria (qh) del cromosoma 9 dovute a DNA eterocromatico come normali. In ogni caso la presenza di una banda eucromatica in questa regione o adiacente ad essa portò molti autori esprimere pareri discordanti, secondo Luke *et a*l. (1991) risultò patogenetica, secondo Madan (1978), Donlon e Magenis (1981), Docherty

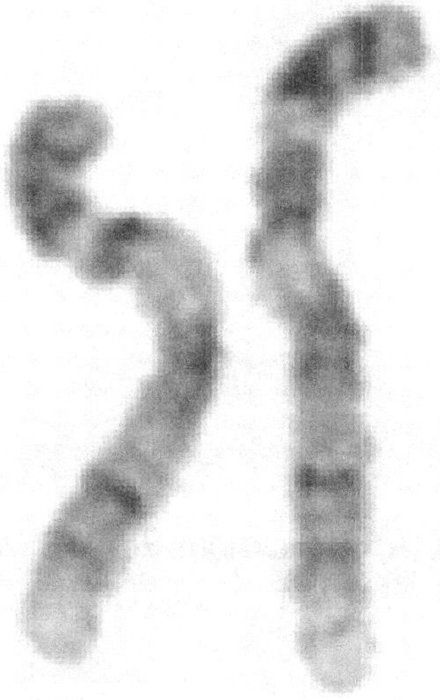

Figura 2.42: Bandeggio GTG duplicazione 9p12 (cromosoma a destra) (WILLATT ET AL. 2007).

e Hultér (1985), Webb *et al.* (1989) era da considerarsi un eteromorfismo. Secondo Rocchi et al. (1991) la costrizione secondaria del cromosoma 9 risultava un misto di varie famiglie di DNA ripetuto in tandem. Le famiglie del DNA alfoide al centromero, DNA satellite III e DNA β satellite potevano essere osservate anche con l'ibridazione in situ fluorescente (FISH) (ROCHI ET AL 1991, LUKE ET AL. 1992) (Fig. 2.43).

Cromosoma 10

Inv (10)(p11.2q21.2)

Collinson *et al.* (1997) riportano 33 famiglie con una identica inversione pericentrica del cromosoma 10, tra le quali una era segregante. In aggiunta tra questi casi riportati i dati di 32 famiglie di inv(10) erano stati descritti in letteratura. Accertamenti hanno evidenziato che i casi trovati erano osservati sia in diagnosi prenatale che in fenotipi normali (21/33 famiglie). In altre 12 famiglie (12/33), i probandi erano accertati attraverso un' ampia varietà di cause. Gli autori concludono che in tutti i casi riportati le inv(10)(p11.2q21.2) non sono causa di

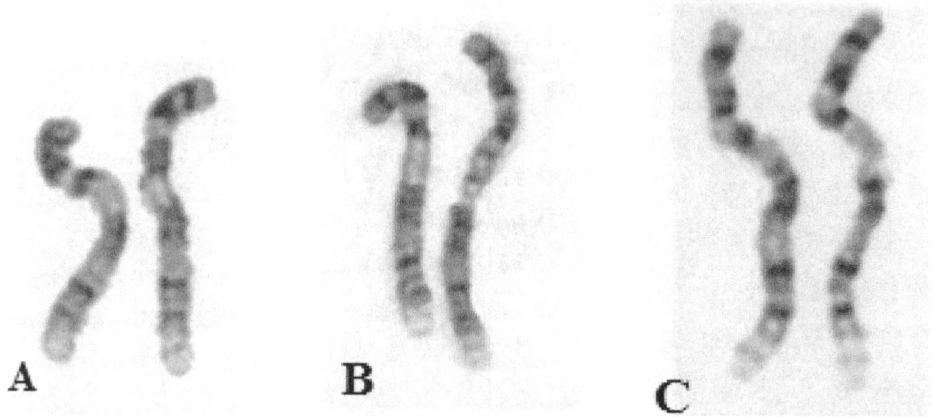

Figura 2.43: Bandeggio GTG, (A) duplicazione 9q12, (B) variante eucromatica triplicata 9q12 e (C) delezione 9q21.11 (WILLATT ET AL. 2007)

alcuna anomalia, per cui questo tipo di inversione è da considerare una variante cromosomica normale. Aggiungono inoltre che dare l'accesso alla diagnosi prenatale non è giustificato per i portatori di questa inversione.

Gilling *et al.* in un lavoro pubblicato nel 2006 sull'American Journal of Human Genetics, di 20 famiglie studiate confermano che l'inv(10)(p11.2q21.2) è da considerarsi una variante cromosomica originata da una singola inversione, infatti in tutti i pazienti è identica, è tipica del nord Europa. In alcune nazioni è stato possibile dare una frequenza, come: 1su 3.600 in Germania, 1 su 7.100 in Danimarca, 1 su 12.800 in Inghilterra (Fig. 2.44).

inv (10)(q11.22q21.1)

Entesarian *et al.* nel 2008, hanno identificato una inversione paracentrica del braccio lungo del cromosoma 10: inv(10)(q11.22q21.1), nello 0,20% di individui svedesi (15/7.439), indagati per accertamenti citogenetici. Una analisi retrospettiva di 8.896 cariotipi per amniocentesi, condotti sempre nella popolazione svedese, hanno evidenziato una frequenza di questa inversione pari allo 0,079% (7/8.896). Questa regione è coinvolta in diverse altre varianti che coinvolgono il braccio lungo del cromosoma 10. Nessun fenotipo consistente era trovato associato all'inv(10)(q11.22q21.1). Gli studi hanno dimostrato che si tratta di una rara ed ereditabile variante, con una ampia distribuzione geografica nella popolazione svedese (Fig. 2.45).

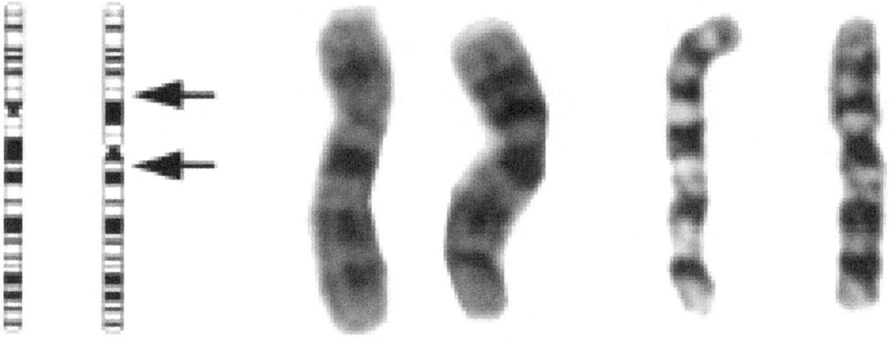

Figura 2.44: Ideogramma del cromosoma 10 (a sinistra) e il corrispondente bandeggio cromosomico GTG da un portatore dell'inv (10)(p11.2q21.2) (a destra). L'inversione è indicata dalle frecce (COLLINSON ET AL 1997).

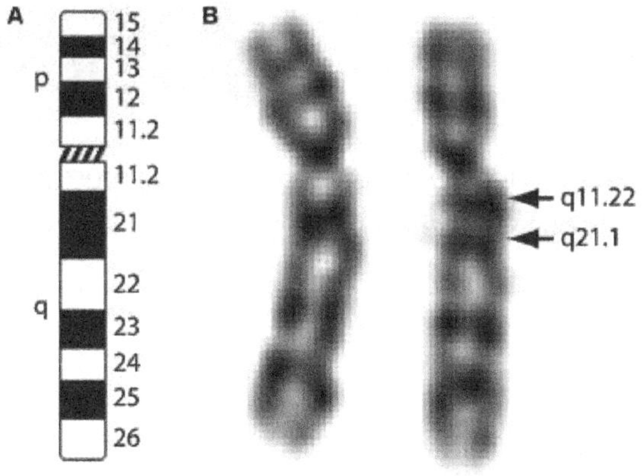

Figura 2.45: Ideogramma del cromosoma 10 (a sinistra) e il corrispondente bandeggio cromosomico GTG da un portatore dell'inv (10)(q11.22q21.1) (a destra). L'inversione è indicata dalle frecce (ENTESARIAN M. ET AL. 2008).

Cromosoma 15

dup 15q11-q13

Brookwell e Veleba (1987) hanno osservato in tre pazienti normali, la duplicazione della regione prossima a quella Prader Willi di un cromosoma 15. Una simile duplicazione è stata riportata successivamente da Jalal et al. (1994) in 15 individui, di cui in 14 risultò essere familiare. È stata definita perciò una normale variante eucromatica (Fig. 2.46).

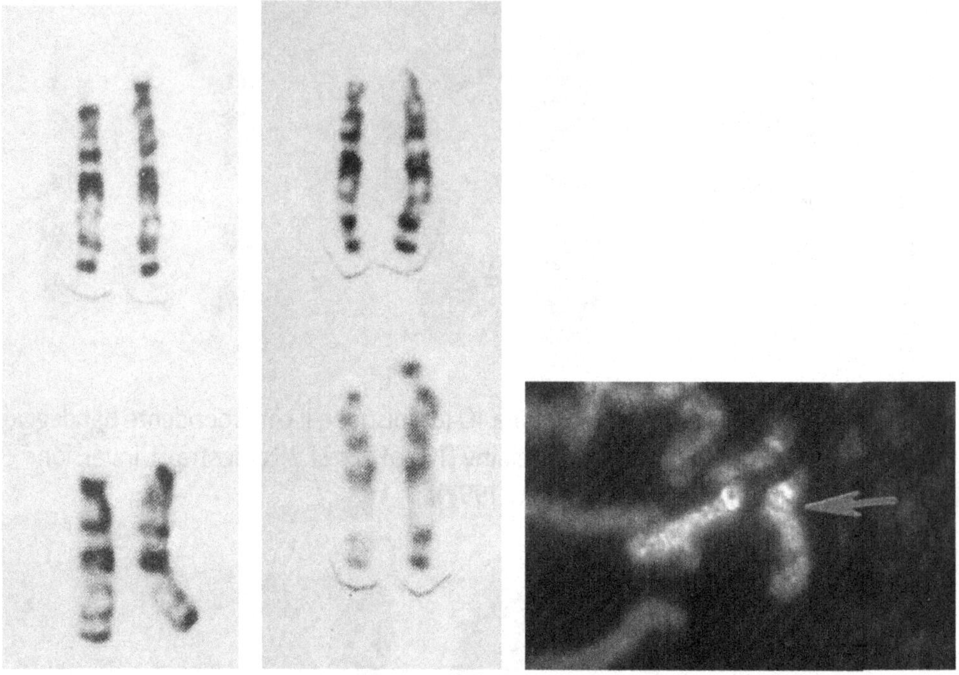

Figura 2.46: Duplicazione della regione paracentromerica prossima alla regione Prader-Willi/Angelman bandeggio GTG e FISH.

Cromosoma 16

16p+ o dup 16p11.2

Thompson e Roberts (1987) hanno riportato lo studio di quattro casi con un segmento addizionale sul braccio corto di uno dei due cromosomi 16 omologhi (16p+). Questa regione risultava positiva ai bandeggi GTG e QFQ e negativa al bandeggio CBG. Dei 4 casi riportati, nella prima indagine è stata rilevata la variante in amniocentesi sia nel feto che nel padre portatore, entrambi normali.Nel secondo caso l'eteromorfismo è stato osservato nel liquido amniotico di una paziente giunta all'osservazione per età avanzata (35 anni), la variante 16p+ era presente, oltre che nel feto, nella paziente, nella nonna ed in quattro altri familiari, tutti risultati normali. Nel terzo caso la variante 16p+ è stata osservata in un paziente con ritardo di sviluppo e nei suoi familiari normali. Infine, nel quarto caso la paziente era una donna di 28 anni con amenorrea primaria e priva di altri segni clinici. Altri autori riportarono numerosi altri casi normali di variante cromosomica 16p+ (Pinel et al. 1988, Clark et al. 1988, Bryke et al. 1990, Jalal

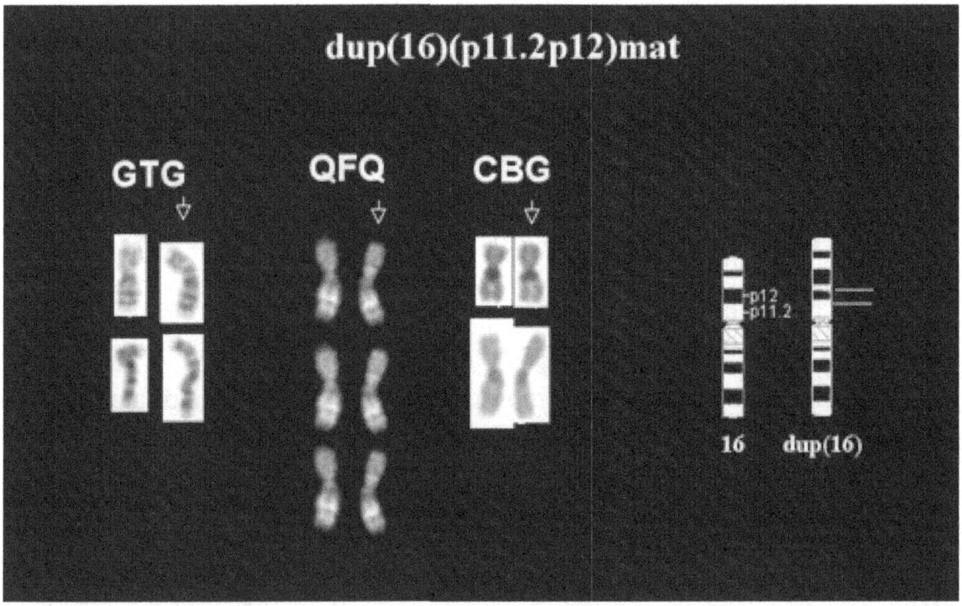

Figura 2.47: Bandeggi GTG, QFQ, CBG e ideogramma della duplicazione del cromosoma 16 (p11.2p12) (Aiello V).

ET AL. 1990, CROCI ET AL. 1991, BOGART ET AL. 1991, HASEGAWA ET AL. 1992, BARBER ET AL. 1999, LOPEZ PAJARES ET AL. 2006) (Fig. 2.47).

del (16)(q13q22)

Witt *et al.* (1988) nell'ambito di uno studio familiare hanno evidenziato in pazienti normali la presenza di una delezione del braccio lungo di un cromosoma 16. La banda interessata era la banda 16q21. Lo stesso eteromorfismo è stato studiato da altri autori (CALLEN ET AL. 1985, CLARK ET AL. 1988, HAND ET AL. 2000) (Fig. 2.48).

dup16q11.2-q12.1

Riportiamo il caso di una paziente giunta al nostro laboratorio per indagine cromosomica.

La paziente era portatrice di un cromosoma 16q+. Ulteriori accertamenti con bandeggio GTG, CBG e DAPI, hanno evidenziato una regione eucromatica interposta alla regione eterocromatica del braccio lungo (q). Questo era spiegabile come una duplicazione in tandem delle bande 16q11.2-q12.1. Ulteriori accertamenti con la FISH (painting del cromosoma 16) non hanno rilevato eventuali coinvolgimenti di altri cromosomi. L'origine familiare della duplicazione e l'assenza di segni clinici o di ritardi mentali hanno ritenuto di considerare la duplica-

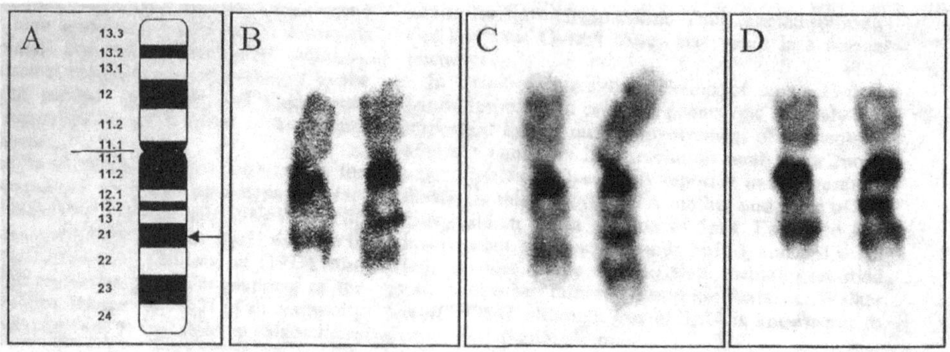

Figura 2.48: (A) ideogramma del cromosoma 16 a 400 bande con indicata la banda 16q21 deleta (cromosomi di sinistra) con il cromosoma normale (cromosomi a destra). (B), (C) e (D) i cromosomi del feto, della madre e del fratello bandeggiati in GTG (Hand et al. 2000).

zione come un eteromorfismo cromosomico (Fig. 2.47). L'eucromatina interposta nella eterocromatina viene silenziata, per cui eventuali geni anche se di importanza possono essere portati a non esprimersi. Rifacendoci al concetto di *variante eucromatica*, è probabile che si abbia un'inattivazione dell'espressione genica quando una regione eucromatica sia introdotta in prossimità di due blocchi di eterocromatina e visto che i tratti di eucromatina aggiuntiva sono adiacenti a regioni eterocromatiche, si può ipotizzare un processo simile alla "*variegazione da effetto di posizione*", in questo caso, invece di aver modificato l'espressione genica, questo fenomeno ha influenzato la soppressione dell'attività genetica della cromatina attiva (Thompson et al. 1990 e Verma et al. 1993).

CAPITOLO 3

DISCUSSIONE DI ALCUNI CASI CLINICI

3.1 Caso 1. dup (1)(q11q21.3)

Il primo caso studiato, riguarda l'analisi del cariotipo da liquido amniotico, di una paziente giunta all'osservazione per età avanzata. L'indagine ha evidenziato la presenza di una extrabanda nella regione eterocromatica qh del braccio lungo di un cromosoma 1. Con l'applicazione delle metodiche di bandeggio cromosomico: QFQ e GTG, la regione interessata appariva fluorescente con il QFQ e scura con il GTG. Ulteriori approfondimenti con altre metodiche come il CBG, hanno evidenziato una zona negativa chiarendo quindi la natura eucromatica di questa regione (Fig. 3.1). È stato inoltre eseguito un approfondimento, con l'applicazione di metodiche di citogenetica molecolare per conoscere l'appartenenza di questa extrabanda, mediante FISH (ibridazione in situ fluorescente) applicando un painting specifico per il cromosoma 1. Il risultato di questa ulteriore indagine ha confermato l'appartenenza di questa banda allo stesso cromosoma.

Nel caso presente l'indagine è stata estesa ai genitori e il conseguente rilievo nella Signora della stessa duplicazione riscontrata nel cariotipo fetale, è stato elemento di rassicurazione che deponeva per variante non patologica. Il risultato conclusivo del cariotipo fetale è stato: 46,XY, dup(1)(q11q21.3)mat, cariotipo maschile con duplicazione della porzione prossimale del braccio lungo del cromosoma 1.

Consulenza

La coppia è inviata in consulenza genetica in relazione al risultato dell'analisi del cariotipo fetale da liquido amniotico.

Le anamnesi personali e famigliari dei consultandi non evidenziano definiti elementi di incremento di rischio genetico.

La Signora XX ha eseguito determinazione del cariotipo fetale con indicazione per età materna. Il cariotipo fetale è risultato 46,XY, dup(1)(q11q21.3)mat, cariotipo maschile con duplicazione della porzione prossimale del braccio lungo del cromosoma 1 di origine materna.

La duplicazione evidenziata è rara, non eteromorfica (vale a dire non costituita da eterocromatina come le più comuni varianti). La rarità della duplicazione non consente di disporre di molte informazioni. Comunque una duplicazione citogeneticamente sovrapponibile è stata descritta in letteratura in una famiglia i cui tre membri con la duplicazione non presentavano difetti congeniti o ritardo mentale.

Nel caso presente, il rilievo nella Signora della stessa duplicazione riscontrata nel cariotipo fetale è elemento di rassicurazione che depone per variante non patologica.

Non è nota l'esatta composizione di tale variante: ai fini di ricerca potrebbe essere proponibile eseguire un'analisi array CGH per definire meglio la variante, dal punto di vista molecolare. A tale scopo e nei tempi più opportuni, la Signora è invitata ad effettuare uno specifico prelievo ematico previo specifico consenso informato.

In conclusione il cariotipo fetale risulta maschile con duplicazione eucromatica da considerare variante famigliare, dato le scarse informazioni per la rarità della condizione, si consiglia di eseguire ecografia di II livello.

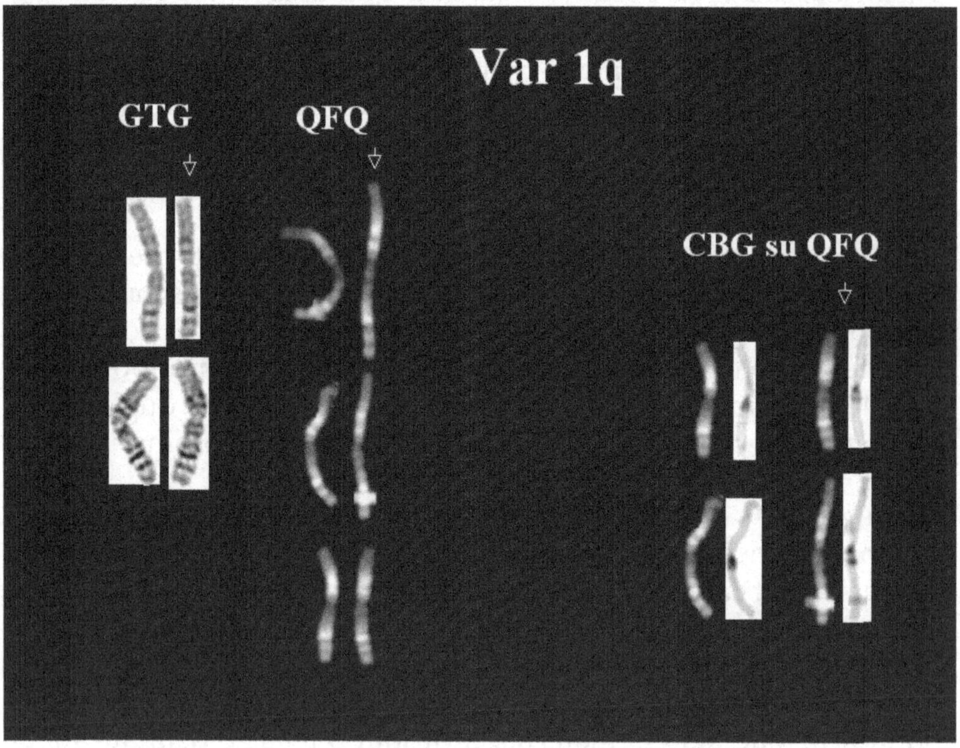

Figura 3.1: variante 1q bandeggiata con: GTG, QFQ e CBG su QFQ.

3.2 Caso 2. 9q12/qh

Il secondo caso riguarda l'indagine citogenetica condotta su liquido amniotico di una paziente indagata per età materna avanzata (35 anni). I bandeggi QFQ e GTG hanno evidenziato una duplicazione eucromatica nel braccio lungo di un cromosoma 9 localizzata precisamente nella regione eterocromatica qh. Ulteriori approfondimenti con il bandeggio CBG hanno evidenziato la stessa banda, ma colorata negativamente, questo ne indica la natura eucromatica (Fig. 3.2). Successivamente è stata eseguita un' indagine di citogenetica molecolare FISH, con DNA painting specifico per il cromosoma 9 (Fig. 3.3) per studiare se il materiale extracromosomico apparteneva allo stesso cromosoma o proveniva da un altro. È stata così confermata la natura dell'extra banda come appartenente al cromosoma 9. Il cariotipo è stato poi esteso alla coppia e il partner presentava la stessa banda eucromatica sul cromosoma 9 interposta nella regione qh.

Il cariotipo fetale finale è risultato: 46,XX, var 9q12/qh.ish var(9)(wcp9+)pat, cariotipo femminile con variante eucromatica duplicativa nella regione eterocromatica del braccio lungo del cromosoma 9. L'origine paterna evidenziata con indagini di citogenetica ne confermano la natura non patologica.

È stata eseguita la consulenza genetica alla coppia.

La coppia è stata inviata in consulenza genetica in relazione al risultato dell'analisi del cariotipo fetale da liquido amniotico.

Le anamnesi personali e famigliari dei consultandi non hanno evidenziato definiti elementi di incremento di rischio genetico correlabili con la presente consulenza. L'anamnesi riproduttiva ha riportato una precedente gravidanza esitata nella nascita di un bambino sano. La Signora ha eseguito determinazione del cariotipo fetale con indicazione per età materna.

Il cariotipo fetale è risultato 46, XX, var9q12/qh.ish var(9)(wcp9+)pat, cariotipo femminile con variante eucromatica duplicativa nella regione eterocromatica del braccio lungo del cromosoma 9, di origine paterna. La variante evidenziata è una variante rara, non eteromorfica (vale a dire non costituita da eterocromatina come le più comuni varianti). Le recenti conoscenze sulla costituzione del genoma umano ci hanno indicato che per circa il 5% è costituito da duplicazioni di segmenti cromosomici. Queste sequenze duplicate mediano a loro volta ulteriori duplicazioni che possono essere visibili citogeneticamente. La specifica variante 9q12/qh è stata descritta in letteratura in alcuni casi famigliari e non risulta associata a patologia. Per diversi casi è stato effettuato studio molecolare che ha confermato la presenza di duplicazione del segmento. Il rilievo della famigliarità della variante ne conferma la natura non patologica. In conclusione il cariotipo fetale risulta normale, con variante priva di significato patologico.

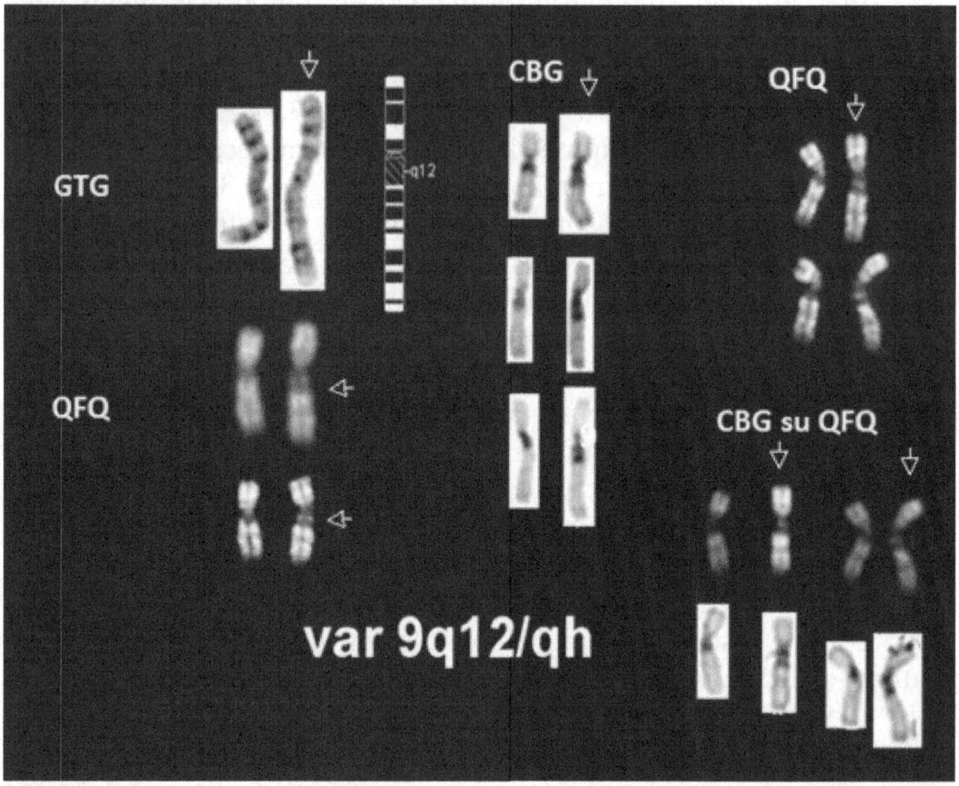

Figura 3.2: variante 9q12/qh bandeggiata con bandeggi GTG, QFQ, CBG e CBG su QFQ.

3.3 Caso 3. var 16p+

Nell'ambito di una indagine citogenetica condotta su liquido amniotico di una paziente, giunta per età avanzata ed alla prima gravidanza, è stata rilevata la presenza di un cromosoma 16p+ nel cariotipo fetale. Il braccio corto del cromosoma 16 contenente il materiale aggiuntivo è stato studiato con le metodiche di citogenetica classica, i bandeggi QFQ e GTG hanno evidenziato una banda positiva, il bandeggio CBG una banda negativa (Fig. 3.4). Sono stati eseguiti ulteriori approfondimenti con le metodiche di citogenetica molecolare in particolare con la tecnica di ibridazione in situ fluorescente (FISH). L'applicazione del

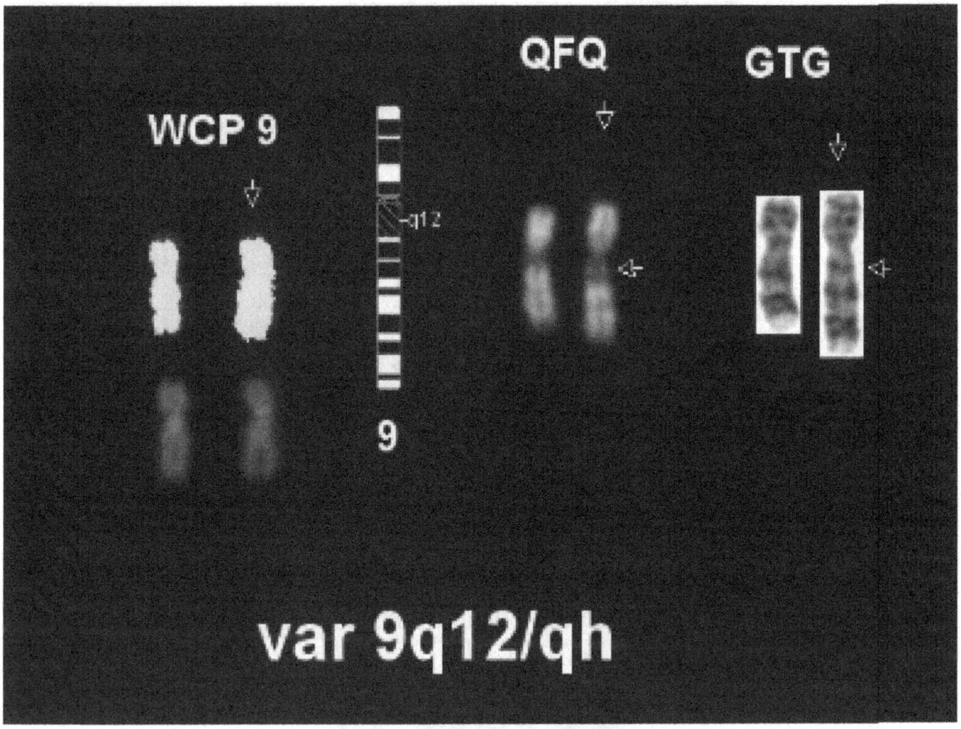

Figura 3.3: painting del cromosoma 9 (WCP 9) bandeggio QFQ e GTG.

painting specifico per il cromosoma 16 (Fig. 3.5) ha confermato l'appartenenza di questa banda al cromosoma 16. L'indagine citogenetica è stata estesa ad entrambi i partners e la madre è risultata portatrice dell'eteromorfismo. La duplicazione risulta interessare in particolare la regione del braccio corto di un cromosoma 16, precisamente la regione 16p11.2-12.

È stata inoltre eseguita consulenza genetica alla coppia dove le anamnesi personali e famigliari dei consultandi non hanno evidenziato definiti elementi di incremento di rischio genetico.

La Signora ha eseguito determinazione del cariotipo fetale in seguito al rilievo di dilatazione calicopielica destra. Il cariotipo fetale è risultato 46,XX, var(16p+)mat, cariotipo femminile con variante eucromatica sul braccio corto del cromosoma 16, di origine materna.

La variante evidenziata è una variante rara, non eteromorfica (vale a dire non costituita da eterocromatina come le più comuni varianti). La variante è stata descritta in letteratura in alcuni casi famigliari e non risulta associata a patologia. Il rilievo della variante come famigliare conferma la natura di variante non patologica.

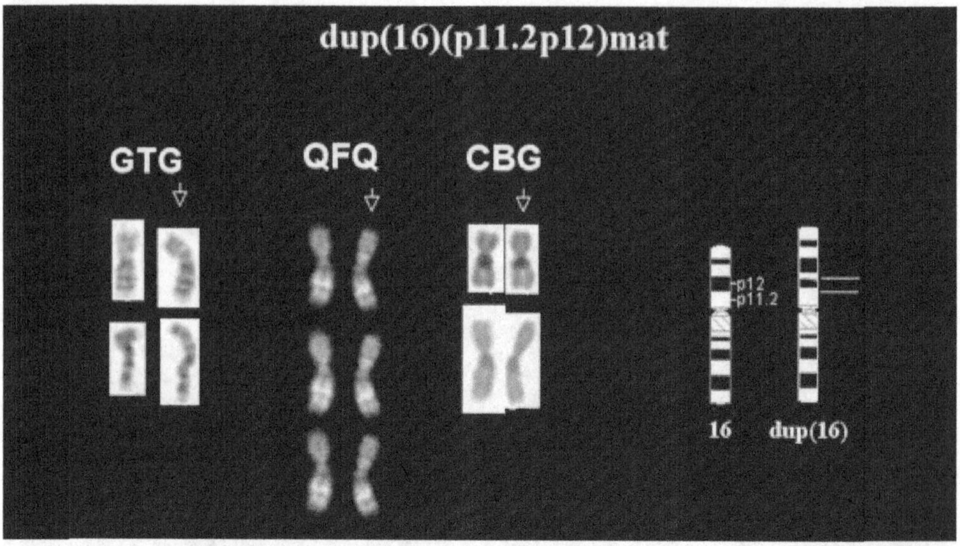

Figura 3.4: Rappresentazione della duplicazione cromosoma 16 bandeggiata in GTG, QFQ, CBG e immagine rappresentativa di un cromosoma 6 normale affiancato dallo stesso cromosoma con duplicazione p11.2-12.

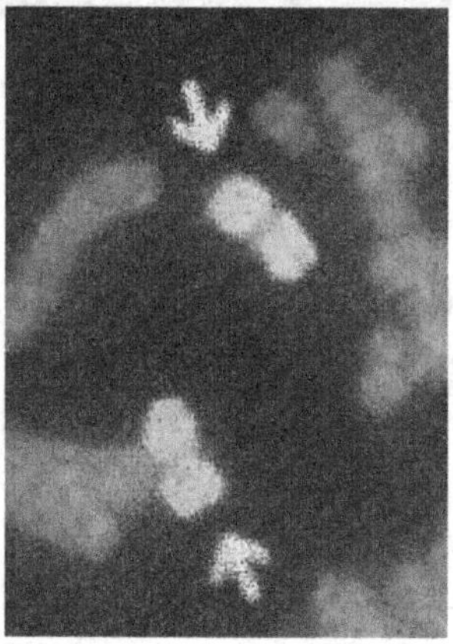

Figura 3.5: Painting specifico per cromosoma 16.

3.4 Caso 4. 21qs

La paziente è giunta all'indagine citogenetica per età superiore ai 35 anni. L'analisi del liquido amniotico, utilizzando i bandeggi GTG, QFQ, Giemsa e Ag-NOR (Fig. 3.6), ha evidenziato un cariotipo fetale femminile con satelliti ectopici sul braccio lungo del cromosoma 21. Inoltre è stata eseguita la FISH con sonda alfa centromerica (D21Z1), sonda DNA painting specifica per il cromosoma 21 (WCP-21) e sonda DNA regione subtelomerica specifica per il braccio lungo del cromosoma 21 (D21S1575) (Fig. 3.7). L'approfondimento successivo sui genitori ha dato come risultato la medesima variante nella Signora. La variante è quindi di origine materna e pertanto priva di rilievo patologico.

Consulenza

La coppia è inviata in consulenza genetica per il rilievo in diagnosi citogenetica prenatale di satelliti ectopici sul braccio lungo del cromosoma 21. Le anamnesi personali e familiari della Signora e del partner non hanno evidenziato definiti elementi di incremento di rischio genetico.

La Signora ha eseguito amniocentesi per diagnosi prenatale citogenetica, con indicazione per età superiore a 35 anni.

Il cariotipo fetale è risultato femminile con satelliti ectopici sul braccio lungo del cromosoma 21, di origine materna.

Infatti, nel corso della consulenza sono stati eseguiti i cariotipi parentali che hanno evidenziato la presenza di satelliti sul braccio lungo del cromosoma 21 nella Signora. (normale il cariotipo del suo partner).

Sono stati condotti approfondimenti di citogenetica molecolare, che hanno in particolare evidenziato la presenza delle regioni subtelomeriche nel cromosoma 21 satellitato (sia materno sia fetale).

La famigliarità della variante, in assenza di evidenti riarrangiamenti sui cromosomi acrocentrici materni, indica che il rilievo citogenetico non è da considerarsi patologico.

D'altro canto, la maggior parte dei satelliti ectopici sono considerati varianti prive di significato clinico, escludendo i rari casi nei quali una traslocazione reciproca porta alla traslocazione/perdita della regione subtelomerica.

I satelliti cromosomici contengono eterocromatina e geni che servono per la produzione dei ribosomi (organuli intracitoplasmatici necessari per la sintesi proteica). Questi geni necessari per la produzione dei ribosomi sono però presenti in diversi cromosomi in centinaia di copie e regolati in modo che una regione in difetto o in sovrannumero non comporta difetto cellulare.

In conclusione il cariotipo fetale con presenza di cromosoma 21 con satelliti sul braccio lungo non costituisce significativo incremento di rischio di occorrenza di anomalie congenite o ritardo mentale nel feto rispetto al rischio della popolazione generale. Per future gravidanze resta indicata diagnosi prenatale citogenetica, completa con ricerca della regione subtelomerica 21q.

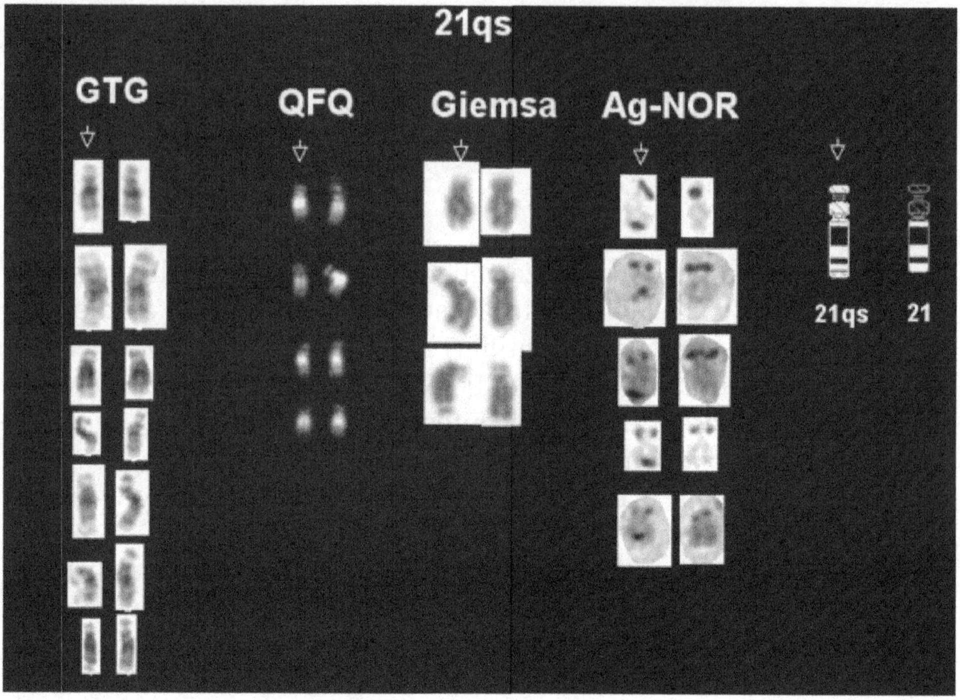

Figura 3.6: Variante 21qs con bandeggi GTG, QFQ, Giemsa, Ag-NOR e immagine schematica del cromosoma 21 con variante e più a destra del cromosoma 21 normale.

3.5 Caso 5. inv(Y)(q11.2q12)

La coppia è giunta alla consulenza genetica per età materna superiore ai 35 anni. Dall'analisi del liquido amniotico è risultata un'inversione del cromosoma Y. L'inversione paracentrica descritta interessa i seguenti punti di rottura: 46,X, inv(Y)(q11.2q12) (Aiello et al. 2007). Dall'anamnesi personale e famigliare dei consultandi non è emerso alcun elemento di rilievo. L'inversione paracentrica del braccio lungo del cromosoma Y è stata caratterizzata successivamente tramite metodiche di bandeggio supplementari e ulteriori indagini di citogenetica molecolare. L'estensione dell'indagine citogenetica al partner, fenotipicamente normale ma con la stessa variante riscontrata nel cariotipo fetale, ha permesso di accertare la natura famigliare del riarrangiamento. L'indagine citogenetica condotta su amniociti ha evidenziato con bandeggio GTG (Fig. 3.8) un'inversione paracentrica del braccio lungo del cromosoma Y. Il dato è stato confermato mediante l'applicazione di metodiche di bandeggio supplementari QFQ e CBG (Fig. 3.12) e con tecniche di citogenetica molecolare FISH, con sonde satelliti

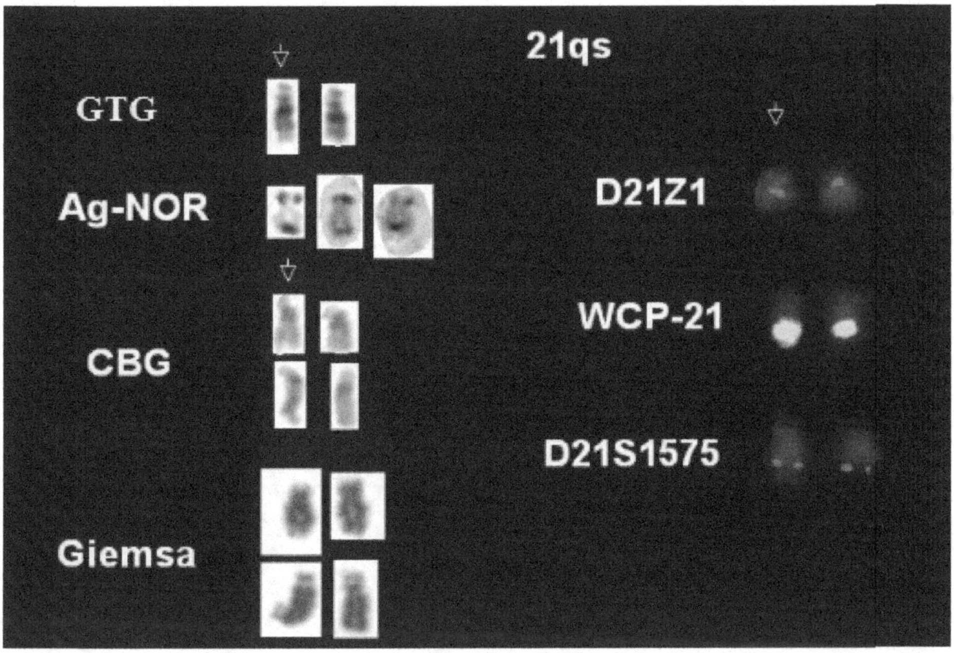

Figura 3.7: Bandeggi GTG, Ag-NOR, CBG e Giemsa. FISH con sonda alfa centromerica (D21Z1), sonda DNA painting specifica per il cromosoma 21 (WCP-21) e sonda DNA regione subtelomerica specifica per il braccio lungo del cromosoma 21 (D21S1575) (SENSI ET AL. 2007).

DYZ1 e DYZ3 (Figg 3.9, 3.10, 3.12) e sonda painting (Figg. 3.11 e 3.12) specifiche per il cromosoma in esame. In questo caso, data l'origine famigliare dell'inversione, si ritiene che tale rischio così come quello malformativo, non sia significativamente aumentato. Le inversioni paracentriche Yq, contrariamente alle pericentriche, sono molto rare e ci risultano riportate in soli tre casi, tutti di origine famigliare (MADAN, 1995; LIOU E COLL. 1997; AIELLO ET AL. 2007). Nel caso descritto da Liou il probando presentava genitali ambigui, tuttavia l'assenza di fenotipi patologici nel padre e nel nonno, portatori del medesimo riarrangiamento, ha indotto l'autore a definire questa associazione casuale.

Consulenza

Il cariotipo fetale e del Sig. XX è risultato 46,X,inv(Y).ish(Y)(DYZ3+, DYZ1+, WCP+) cariotipo maschile con inversione paracentrica del cromosoma Y. Le indagini citogenetiche classiche e molecolari consentono di definire il cromosoma Y variante come derivato da un riarrangiamento intracromosomico e quindi di escludere, nei limiti delle metodiche disponibili, un riarrangiamento coinvolgente altri cromosomi. Si può pertanto concludere che il cromosoma Y con inversione paracentrica rilevato nel feto non comporta significativi rischi di anomalie congenite o ritardo mentale. Non si può escludere un incremento di rischio per infertilità, anche se, essendo di origine paterna, tale problematica non è attesa.

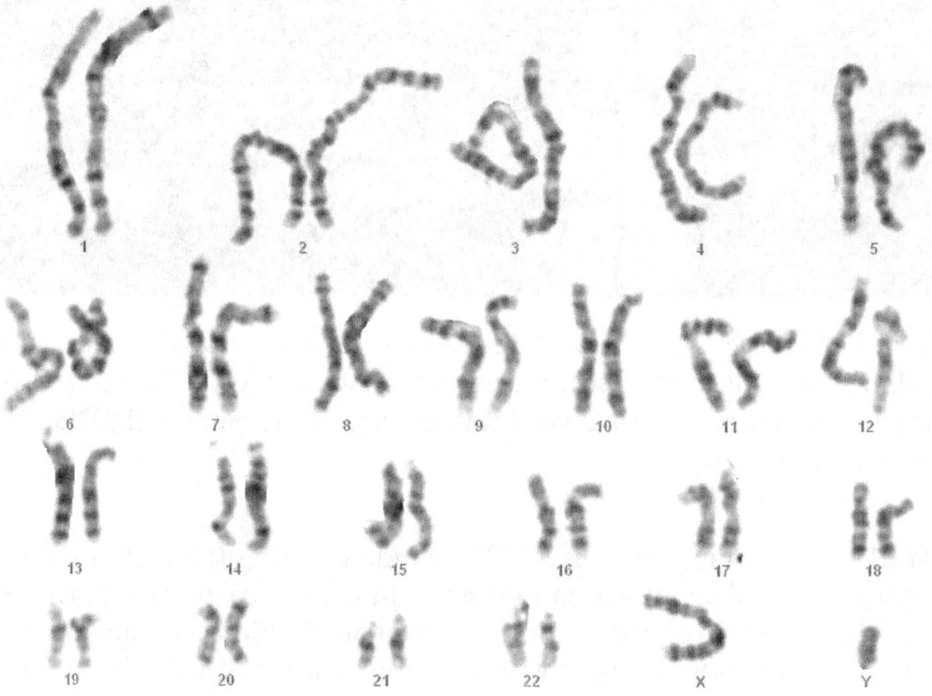

Figura 3.8: Cariotipo da liquido amniotico con bandeggio GTG.

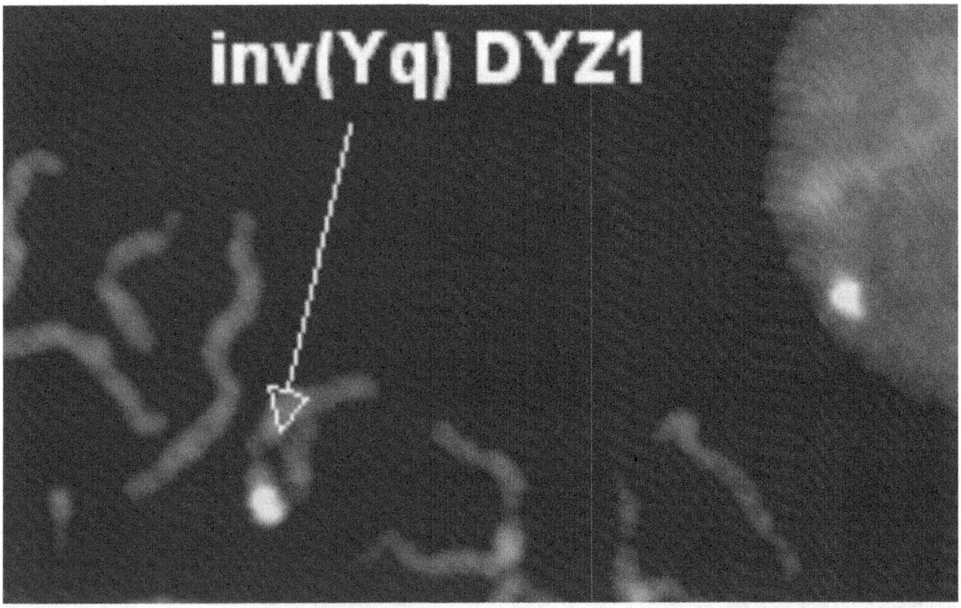

Figura 3.9: Metafase parziale in FISH con sonda DYZ1. Si può notare l'interspazio di natura eucromatica all'interno della regione eterocromatica marcata in verde.

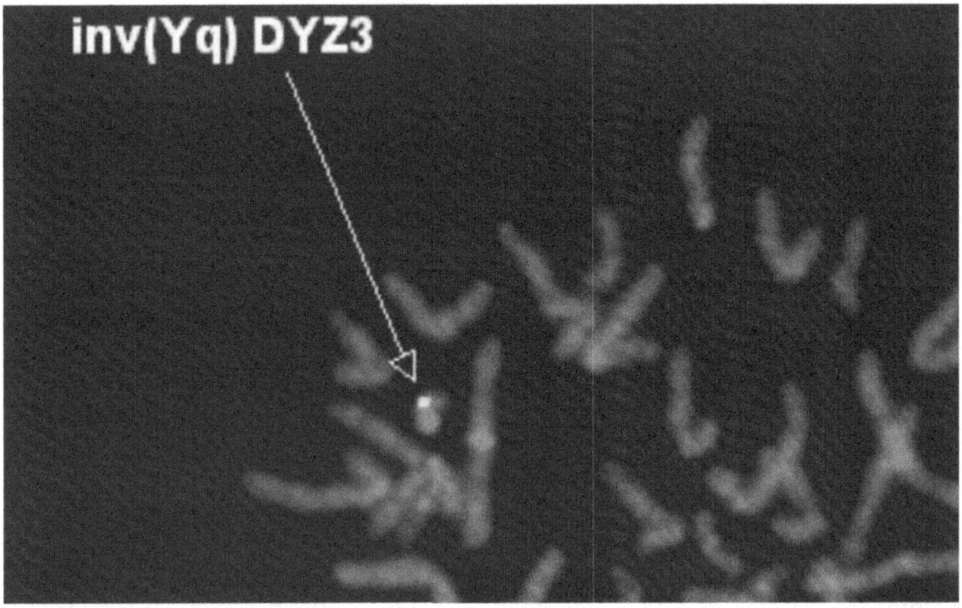

Figura 3.10: Metafase parziale in FISH con sonda alfa centromerica (DYZ3).

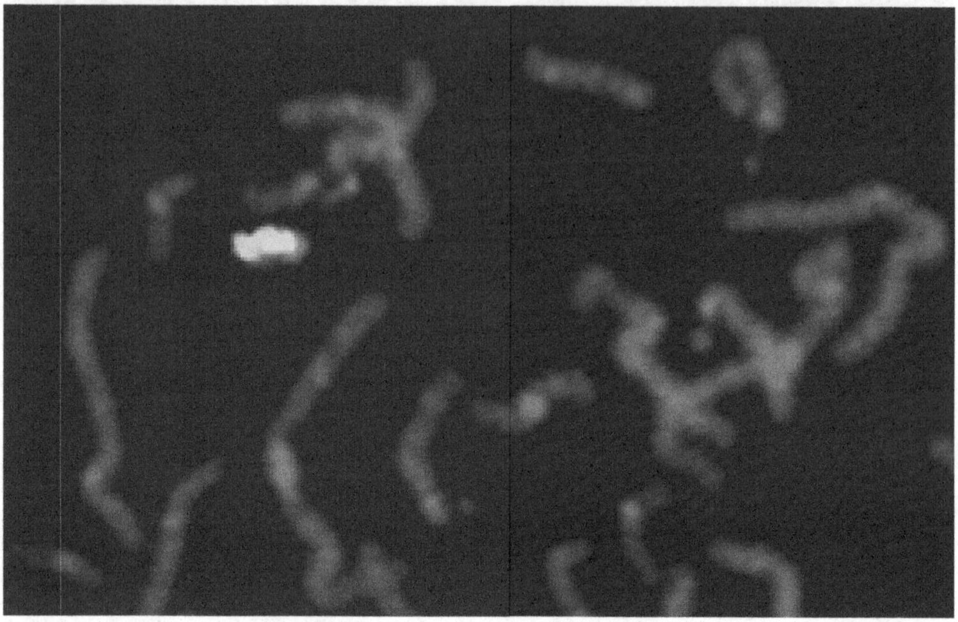

Figura 3.11: Cariotipo parziale con sonda Painting specifica per il cromosoma Y.

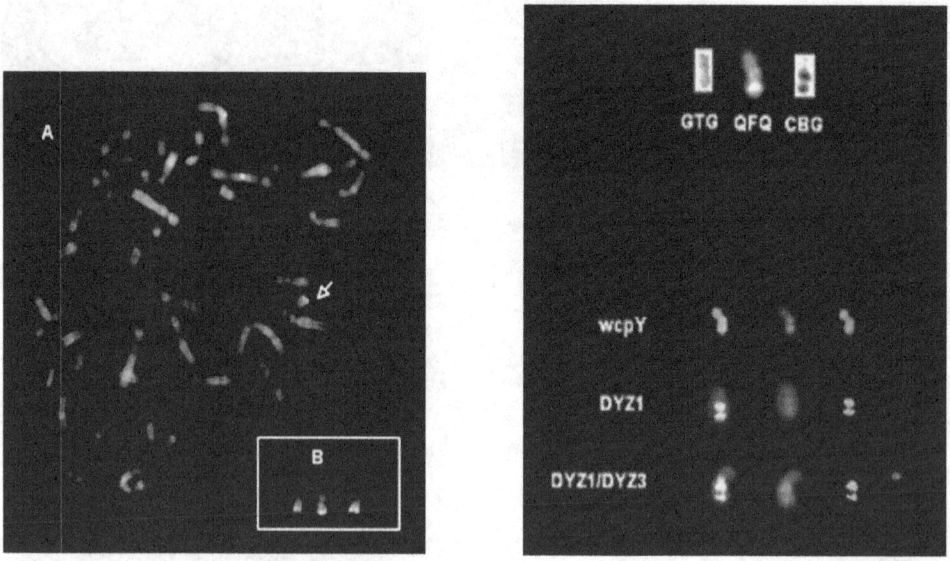

Figura 3.12: Inversione dell'Y: bandeggi GTG, QFQ, CBG e sonde WCPY, DYZ1 e DYZ1/DYZ3 (Aiello et al. 2007).

3.6 Caso 6. Yqs

Riportiamo il caso di una paziente, giunta all'indagine citogenetica prenatale per età materna avanzata. L'analisi del cariotipo fetale ha evidenziato nella regione terminale del braccio lungo del cromosoma Y un'appendice poco evidenziabile con le metodiche di bandeggio di citogenetica classica QFQ, GTG e CBG (Fig. 3.13). L'applicazione del bandeggio Ag-NOR ha evidenziato la presenza di satelliti nella regione Yq terminale.

La coppia è stata invitata a rivolgersi al servizio di Consulenza Genetica dove è stato consigliato al padre del probando di sottoporsi ad un' indagine del cariotipo per verificare la natura familiare o de novo dell'Yqs. L'analisi condotta sui linfociti di sangue periferico, mediante bandeggio GTG, QFQ e NOR, ha rilevato anche nel padre la presenza di satelliti e l'assenza di evidenti riarrangiamenti strutturali sui cromosomi acrocentrici (Figg. 3.13, 3.14 e 3.15). Si è quindi considerata la presenza del satellite, sul braccio lungo del cromosoma Y: Yqs nel feto, come una variante di origine familiare, senza alcun rischio alla nascita, sia riguardo al fenotipo che al quadro clinico.

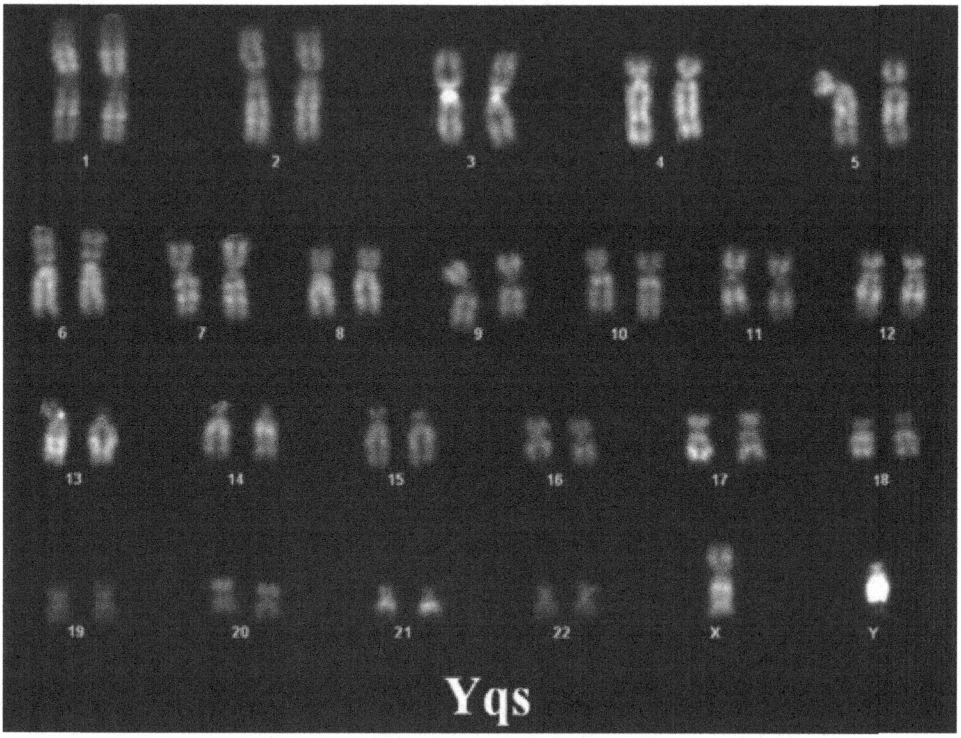

Figura 3.13: Cariotipo fetale: bandeggio QFQ.

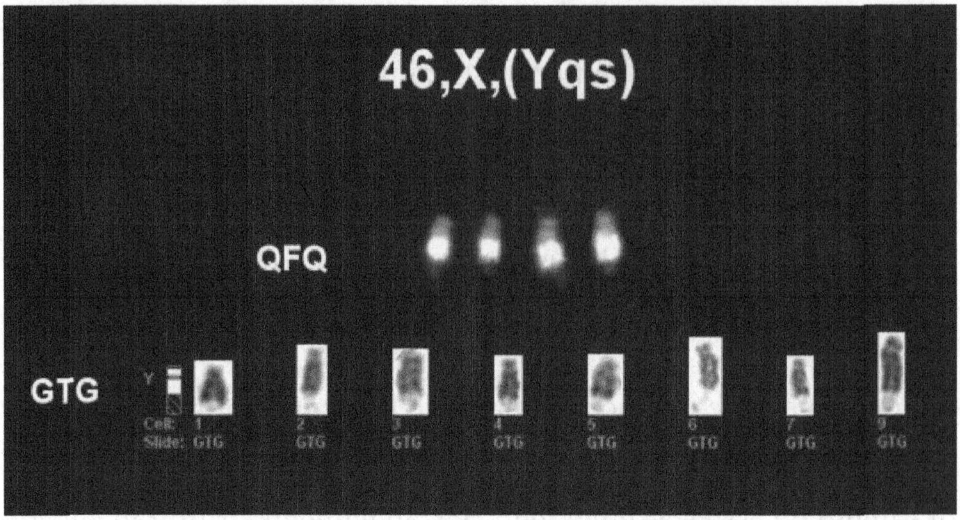

Figura 3.14: Cariotipo del padre, bandeggi QFQ e GTG.

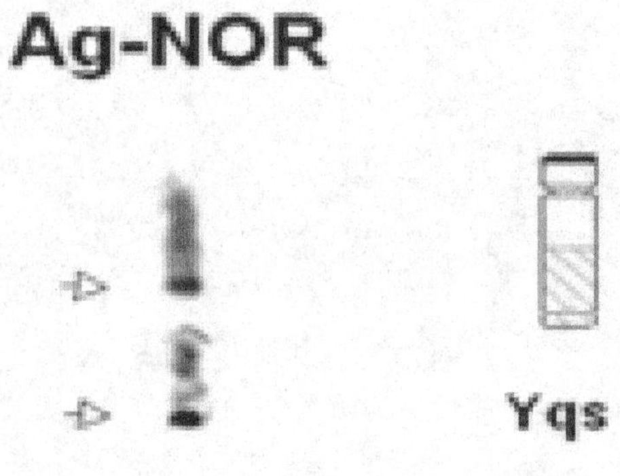

Figura 3.15: Variante Yqs, bandeggio Ag-NOR.

La variante risultata è: 46,X,(Yqs), cariotipo maschile con presenza di satelliti sul braccio lungo del cromosoma Y. Le anamnesi dei partners non hanno evidenziato elementi di rischio genetico. L'origine paterna indica quindi la non patogenicità dell'eteromorfismo.

Si riporta la consulenza genetica.

La signora (35 anni) attualmente in gravidanza è stata inviata alla consulenza genetica per il rilievo di cariotipo fetale 46,X,(Yqs).

Le anamnesi personali e famigliari della Signora e del marito non evidenziano definiti elementi di incremento di rischio genetico.

La signora ha eseguito amniocentesi con indicazione per età materna superiore a 35 anni: il cariotipo fetale è risultato 46,X,(Yqs) maschile con presenza di satelliti sul braccio lungo del cromosoma Y. Nel corso della consulenza genetica è stato eseguito il cariotipo del padre, risultato anch'esso 46,X,(Yqs).

Diverse evidenze in letteratura internazionale consentono di considerare la presenza di satelliti sul braccio lungo del cromosoma Y come una variante e non una condizione patologica. La famigliarità della variante, in assenza di evidenti riarrangiamenti sui cromosomi acrocentrici paterni, conferma ulteriormente che il rilievo citogenetico non è da considerarsi patologico.

D'altro canto, il riarrangiamento è verosimilmente tra eterocromatina (materiale cromosomico non codificante le cui variazioni quantitative non comportano difetto di funzione) del cromosoma Y ed eterocromatina di un altro cromosoma, satellitato. I satelliti cromosomici contengono a loro volta eterocromatina e geni che servono per la produzione dei ribosomi (organuli intracitoplasmatici necessari per la sintesi proteica. Questi geni necessari per la produzione dei ribosomi sono però presenti in diversi cromosomi in centinaia di copie e regolati in modo che una regione in sovrannumero non comporta difetto cellulare. Il riarrangiamento del cromosoma Y comporta generalmente anche la perdita del segmento terminale del cromosoma Y che oltre a eterocromatina contiene sequenze utili per la segregazione (divisione) dei cromosomi X e Y nel corso della produzione degli spermatozoi. Benché in linea teorica questo potrebbe rappresentare un elemento di rischio di ridotta fertilità o di errata segregazione dei cromosomi sessuali, le casistiche disponibili evidenziano che non sussistono rischi significativi neppure per queste problematiche.

In conclusione il cariotipo fetale con presenza di cromosoma Y satellitato di origine paterna non costituisce significativo incremento di rischio di ricorrenza di anomalie congenite o ritardo mentale nel feto rispetto al rischio della popolazione generale.

CAPITOLO 4

MATERIALI E METODI

4.1 Allestimento di colture da sangue periferico

L'allestimento delle colture da sangue periferico, ha un differente procedimento tra cariotipo standard e cariotipo ad alta risoluzione mediante la sincronizzazione cellulare. Il *cariotipo standard* è previsto per indicazioni all'esame come FIVET (cioè fecondazione assistita con standard richiesto di 400 bande), abortività ripetuta (450 bande) o ricerca di specifico mosaicismo numerico. Il cariotipo ad *alta risoluzione* (minimo 550 bande) è invece previsto con indicazione di ritardo mentale, fenotipo dismorfico e/o ritardo dello sviluppo, familiarità per riarrangiamento cromosomico, contestuale richiesta di screening subtelomerico.

Nel modulo di richiesta è specificato se si richiede cariotipo standard o con alta risoluzione, ma l'indicazione deve essere verificata dal responsabile dell'analisi. In caso di richiesta per *atassia teleangectasica* (Louis Bar) oppure per *anemia di Fanconi* si effettua una doppia coltura una delle quali senza additivi per incremento di risoluzione, da utilizzare per la ricerca delle alterazioni somatiche. Per sangue postnatale standard si allestisce una sola coltura in terreno RPMI 1640 completo o con altro terreno. In caso di opportunità di laboratorio possono comunque essere allestite colture a 24, 48, 72 e 96 ore con o senza mitogeno più 72-96 ore con mitogeno. I prelievi possono altresì essere conservati a 4 °C al riparo dalla luce fino a quattro giorni prima dell'allestimento della coltura. Per il prelievo di sangue da neonati si allestiscono in genere due colture con 0,5 ml di sangue periferico in due terreni diversi per 72 ore.

In caso di paziente sotto *terapia farmacologica* particolare che abbia causato già un fallimento precedente o che risulti ad alto rischio di fallimento è opportuno differenziare la modalità di messa in coltura, allestendo una coltura previo lavaggio, con soluzione fisiologica o terreno, della parte corpuscolata del sangue periferico oltre ad una normale. In caso di *ripetuto fallimento*, di *linfopenia*, di *scarsa risposta al mitogeno*, può essere allestita una coltura di linfociti separati su gradiente (Ficoll). Una doppia coltura (72 e 96 ore con terreni diversi) deve sempre essere prevista per: pazienti in condizioni critiche, bambini fino a 1 anno e pazienti richiamati (per i quali potrà essere allestita anche una coltura di linfociti separati con Ficoll) ed una ulteriore coltura con lavaggio in soluzione fisiologica. Si può anche disporre una doppia coltura anche per campioni ad alta risoluzione, per i quali possono essere previsti tempi diversi di sincronizzazione cellulare.

In caso di richiesta di FISH si allestisce una coltura in più a 72 ore con 50 minuti di colchicina. Per altre situazioni particolari per le quali si possa prevedere una difficile disponibilità di un secondo campione può essere disposta doppia coltura.

Procedura di allestimento

Preparazione di 100 ml di terreno RPMI 1640 completo

- Addizionare sterilmente ad un flacone da 100 ml di *RPMI 1640* privo di Glutamina e di antibiotici:
- 12,5 ml di FCS (Fetal Calf Serum), precedentemente scongelato;
- addizionare poi 1-1,3 ml di L-Glutammina (solo nei terreni privi di L-Glutamina);
- addizionare 0,8-1 ml di Penstrepto (penicillina e streptomicina);
- addizionare 2,5 ml di PHA-M (Fitoemoagglutinina-M);
- indicare in etichetta la data di preparazione del terreno;
- si raccomanda di controllare la data di scadenza di tutti i reagenti prima di preparare il terreno;
- una volta preparato il terreno va conservato a 4 °C e va utilizzato entro 15-20 giorni.

Preparazione del terreno per la semina del campione

1. Dispensare 9 ml di terreno RPMI completo per ciascuna fiasca da 25 cm^2. Le fiasche restano anonime fino all'introduzione del campione corrispondente.
2. Un solo campione viene introdotto sotto cappa.
3. Dopo aver tolto l'ago, utilizzando il sistema di sicurezza, il sangue viene trasferito dalla siringa in una provetta sterile (in genere polipropilene con tappo doppio scatto, in assenza utilizzare provette polistirene tappo a vite, sempre sterili), sulla quale viene trasferita l'etichetta; eliminare la siringa. Oggi con l'utilizzo delle provette sterili contenenti già eparina, quest' ultima fase è semplificata.
4. Se il prelievo giunge al laboratorio in provetta *eparinata* (tappo verde), si preleva direttamente la quantità di sangue necessaria per la coltura.

5. Riportare: data, codice, cognome, nome e tipo di coltura sulle fiasche usate per il campione che si sta seminando. Controllare la corrispondenza con l'etichetta.
6. Prelevare la quantità di sangue necessaria (1 ml se adulto, 0,5 ml se neonato) e allestire la coltura o le colture, ponendo la provetta con il sangue residuo in un provettario esterno alla cappa. La provetta, verrà conservata di backup fino al controllo della buona riuscita della coltura, a 4 °C al buio.

Lavaggio della parte corpuscolata del sangue periferico

1. In caso di un paziente sotto terapia farmacologica particolare, sottoposto a terapia con antiepilettici o antibiotici o altri farmaci che possono dare una resa citogenetica non buona, è opportuno fare due colture:
   - una normale;
   - ed una coltura si fa un lavaggio con fisiologica o PBS.
2. Trasferire il sangue:
   - se il prelievo viene fatto in siringa, dalla siringa ad una provetta da 15 ml in polipropilene con tappo a vite e incollare l'etichetta,;
   - se il prelievo è in provetta eparinata si preleva direttamente la quantità necessaria.
3. Prelevare 1 ml di sangue e metterlo in una provetta da 15 ml.
4. Aggiungere 2 ml di fisiologica o PBS e miscelare capovolgendo manualmente.
5. Centrifugare per 10 min a 1550 rpm.
6. Sterilmente aspirare il surnatante fino all'anello di linfociti.
7. Risospendere delicatamente il sangue e seminare in terreno di coltura.

Separazione su gradiente dei linfociti o Ficoll da sangue intero

1. In una provetta da 15 ml in polipropilene con tappo a vite opportunamente siglata aggiungere lentamente 2 ml di *Lympholite* o *Ficoll* portato a densità 1077 e autoclavato. Oggi sono già pronti dal commercio, per cui non occorre autoclavare, importante è che il *Ficoll* raggiunga la temperatura ambiente altrimenti può dare problemi, è bene tenere in bagnomaria a 37 °C prima dell'uso.
2. In un' altra provetta da 15 ml in polipropilene con tappo a vite trasferire 2 ml di sangue intero ed aggiungere 2 ml di PBS (1:1), miscelare.
3. Trasferire i 4 ml di sangue e PBS nella provetta con *Lympholite* o *Ficoll* molto delicatamente lasciando scorrere la soluzione lungo

le pareti e facendo attenzione che il sangue rimanga in superficie sopra lo strato di *Lympholite* o *Ficoll*.

4. Centrifugare per 20 minuti a 2000 rpm. Al termine si osserva una stratificazione dal basso verso l'alto: globuli rossi, lympholite (trasparente), anelli di linfociti e surnatante (giallo tenue).
5. Con una pasteur sterile aspirare l'anello di globuli bianchi e trasferirlo in una provetta in polipropilene con tappo a vite. Si può anche aspirare tutto quello che c'è al di sopra dell'anello e poi con più tranquillità si preleva l'anello.
6. Aggiungere PBS alla sospensione di globuli bianchi trasferita in provetta in rapporto di (2:1).
7. Centrifugare a 1500 rpm per 10 minuti. Nell'eventualità si può fare un secondo lavaggio in PBS.
8. Aspirare sterilmente il surnatante e procedere con la semina della fiasca aggiungendoci tutto il pellet ottenuto.

Processazione del sangue periferico

1. Immettere bloccanti della mitosi, intercalanti, sincronizzanti.
2. Per cariotipo standard, dopo 72 ore mettere 100 µl di Colcemid (10µl/ml) nella fiasca per 50 minuti prima della raccolta.

Per cariotipo mediante *sincronizzazione* procedura standard per alta risoluzione: SOL A + SOLB: dopo 48 ore di coltura aggiungere 100 µl di soluzione A (Fluorodeossiuridina FrdU,Cytocell); la mattina seguente (dopo 16-18 ore dall'immissione della soluzione A) aggiungere 100 µl di soluzione B (Timidina,Cytocell). Dopo 2 ore e mezzo, aggiungere il CRA 100 µl per 90 minuti, poi 100 µl di Colcemid (10 µg/ml) nella fiasca per gli ultimi 20 minuti prima di raccogliere la coltura. Il tempo tra immissione di sol B e raccolta è critico: mediamente 4 ore è l'ottimale, in caso di campione prezioso, per il quale è richiesta alta risoluzione è possibile effettuare più colture con tempi diversi.

NB: Il CRA (Chromosome Resolution Additive, Genial) è stato prodotto per aumentare la risoluzione dei cromosomi ed è simile all'etidiobromuro, viene aggiunto 90 minuti prima dello scadere della coltura. Sappiamo che il CRA è un antagonista della colchicina e agisce riducendo l'accorciamento dei cromosomi, successivamente si procede con l'arresto delle metafasi mediante l'aggiunta di colchicina nella coltura negli ultimi 20 minuti. Il CRA è un brevetto *Genial* e la ditta che lo commercializza è la *Resnova*, per questo motivo non si hanno molte informazioni.

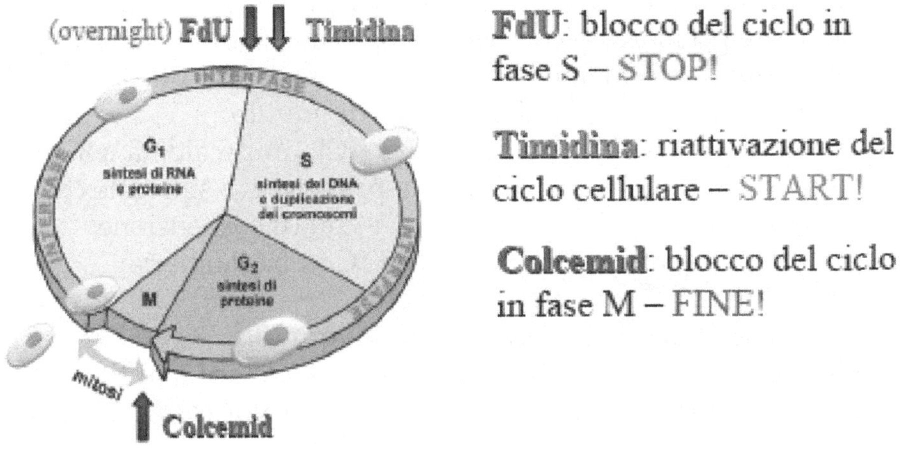

Figura 4.1: Ciclo cellulare

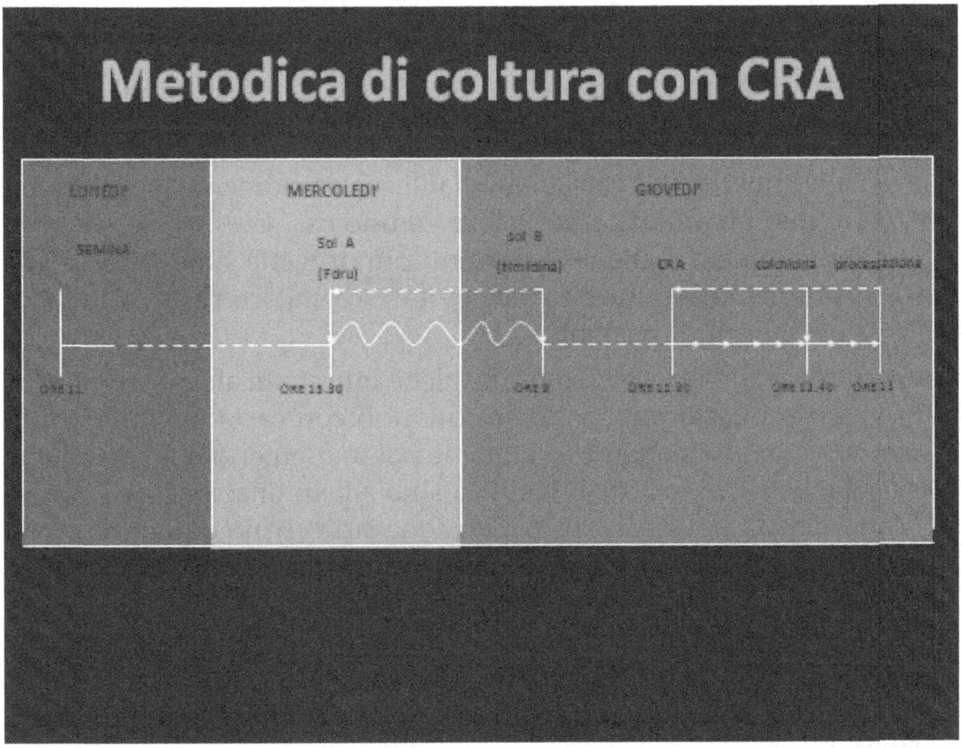

Figura 4.2: Metodica di sincronizzazione utilizzata

Raccolta per processazione

1. Versare il contenuto della fiasca in una provetta di polipropilene tappo a vite premarcata con nome, cognome, codice e centrifugare per 10 minuti a 1550 rpm.
2. Eliminare il surnatante lasciando 2 ml di liquido.
3. Aggiungere soluzione ipotonica 0,47% KCl, preriscaldata a 37 °C in bagnomaria per almeno 30 minuti, le prime gocce sul vortex vanno messe lentamente, poi si porta fino a 14 ml di sospensione.
4. Mettere la provetta per 20 minuti a 37 °C in bagnomaria.
5. Centrifugare per 10 minuti a 1550 rpm.
6. Togliere il surnatante lasciando 2 ml di liquido.
7. Aggiungere fissativo fresco (3:1, etanolo: acido acetico) fino ad un volume finale di 14 ml, le prime gocce sul vortex vanno messe lentamente.
8. Lasciare per un minimo di 45 minuti a un massimo di 2 ore a temperatura ambiente.
9. Centrifugare per 10 minuti a 1550 rpm.
10. Togliere il surnante lasciando 0,5 ml di liquido.
11. Eseguire 3 lavaggi con fissativo risospendendo questa volta fino a 10 ml.
12. Al termine aspirare tutto il fissativo e risospendere il pellet in un volume di fissativo adeguato.

Per l'allestimento del vetrino mediante sgocciolamento è opportuno utilizzare due provettari: uno "*attivo*" e uno di "*deposito*" su un altro banco. Non devono mai essere presenti più provette simultaneamente nel provettario attivo, questo per evitare di incorrere in scambi di materiale e quindi di pazienti.

1. Lasciare il vetrino immerso per qualche minuto in alcool etilico 96%, asciugarlo in entrambi i lati strofinando con carta. Siglarlo con il numero di registro, nome e cognome poi immergerlo nuovamente in alcool e passarlo in acqua distillata sino all'eliminazione dell' alcool. Mettere qualche goccia di sospensione sul vetrino e ricoprirlo con alcune gocce di fissativo fresco prima di metterlo nella microcamera climatica per l'evaporazione (OPTICHROME).
2. L'evaporazione del vetrino va effettuata in condizioni di temperatura e umidità controllata che indicativamente sono 25 °C e 45% di umidità (queste condizioni possono variare da laboratorio a laboratorio.
3. La marcatura dei vetrini va eseguita subito dopo aver asciugato il vetrino dall'alcol 96%, così da evitare di avere vetrini non marcati.

4. All'uscita dalla microcamera climatica i vetrini asciutti andranno immersi in una soluzione al 25% di acido acetico ed acqua, per una ulteriore pulizia del preparato.
5. Dopo la processazione è sempre opportuno allestire un vetrino di prova per assicurarsi della qualità del preparato, eventualmente decidendo il fallimento e/o la necessità di allestire un'altra coltura dalla provetta di backup.

4.2 Metodiche di bandeggio cromosomico

L'introduzione delle metodiche di bandeggio ha aperto nuove problematiche e prospettive alla ricerca genetica ed alle sue applicazioni, dando un considerevole contributo alla citogenetica clinica permettendo di individuare e di definire nuove sindromi cromosomiche.

Esistono diverse tipologie di bandeggio cromosomico, che possono essere classificate come:

- *Bandeggi generali*: portano all'identificazione di tutti i cromosomi, per mezzo di bande trasversali caratteristiche per ognuno di essi (es: QFQ, GTG, RBA);
- *Bandeggi particolari*: sono bandeggi più specifici, limitati ad aree di ogni singolo cromosoma o gruppi di cromosomi (es: CBG, Ag-NOR, DA/DAPI, G11).

Lo scopo della colorazione dei cromosomi con produzione di bandeggi è di poter meglio identificare i singoli cromosomi e di disporre di punti di riferimento per l'analisi citogenetica. Grazie anche alle moderne tecnologie di acquisizione dell'immagine e a software creati ad hoc, il citogenetista è in grado di ricostruire agevolmente ed in maniera inequivocabile il cariotipo costituzionale del paziente.

I vetrini di sangue periferico vengono routinariamente bandeggiati in GTG, QFQ o RBA. Altri tipi di bandeggio come il CBG, DA/DAPI, Ag-NOR o altro, possono essere utilizzati per approfondimenti.

Bandeggi come RBA saranno eventualmente disposti in funzione di specifiche esigenze diagnostiche, come per studi di inattivazione del cromosoma X.

Bande Q

Caspersson *et al.* nel 1970 sono stati i primi a segnalare, studiando i cromosomi somatici di fagiolo e di criceto, che la colorazione con chinacrina determinava la comparsa di bande trasversali sui cromosomi. Alcuni fluorocromi si legano agli acidi nucleici, colorando i cromosomi fissati in metafase, dando un quadro caratteristico di bande fluorescenti particolarmente distinte e stabili con la Mostarda di Chinacrina o con Chinacrina.

Le basi chimiche di questo tipo di bandeggio non sono ancora del tutto chiare. È stato dimostrato che i complessi formati dalla Chinacrina con molecole di DNA di diversa composizione in basi, emettono una fluorescenza variabile, che aumenta in presenza delle zone ricche in *Adenina/Timina* (A-T), è ridotta invece, quando ci sono zone del DNA ricche in basi di *Guanina/Citosina* (G-C). La fluorescenza differenziale, che si osserva tra bande a replicazione tardiva (eterocromatina bande-Q) e bande a replicazione precoce (eucromatina bande-R) può essere espressione del diverso rapporto A-T/G-C dei rispettivi DNA.

Da osservazioni condotte al microscopio elettronico, è stata evidenziata una distribuzione parallela tra i patterns della fluorescenza e la densità della cromatina lungo i cromosomi; questo indica che alla colorazione differenziale può contribuire oltre che la composizione del DNA, anche la densità della cromatina. Si può osservare che le 23 paia di cromosomi umani presentano una notevole variabilità di fluorescenza.

Il bandeggio Q evidenzia un certo tipo di polimorfismo, vale a dire variazioni individuali del quadro di bandeggiamento legato molto probabilmente a differenze strutturali ma prive di espressione fenotipica; questo riguarda la variabilità nella fluorescenza di alcune bande in genere particolarmente brillanti, precisamente la banda q12 del cromosoma Y ed i satelliti acrocentrici (13, 14, 15, 21, 22), nonché le regioni centromeriche dei cromosomi: 3, 4, 13, 22.

La metodica di bandeggio Q è stata particolarmente utile nello studio del cromosoma Y, il cui tratto fluorescente è visibile anche nei nuclei in interfase (Y body). Il bandeggio Q è pertanto utilizzato non solo per l'identificazione dei cromosomi, ma anche per l'individuazione degli eteromorfismi cromosomici. Gli svantaggi di questa metodica, oltre all'uso di un'apparecchiatura microscopica in fluorescenza, fino a qualche tempo fa erano relativi alla conservazione dei preparati che non potevano essere conservati nel tempo. Oggi vengono smontati dopo l'osservazione al microscopio e conservati in un porta vetrini al buio, per essere poi rimontati in tampone qualora si voglia effettuare ulteriori osservazioni o controllare meglio qualche metafase tra quelle già acquisite, oppure il coprioggetto può essere sigillato con sigillante o smalto da unghie ed il vetrino può essere conservato in una scatola al buio a -20 °C. I preparati in bande Q si osservano al microscopio in fluorescenza ad una lunghezza d'onda che va da 450-500 nm.

Bandeggio QFQ

Possono essere utilizzati vetrini freschi di giornata o di qualche giorno, ma per vetrini più vecchi è consigliabile utilizzare un tampone a pH più acido.

Soluzioni

1. Tampone McIlvaine (pH 7)
   - Acido citrico ($C_6H_8O_7$ x H_2O): 0,378 g
   - Sodio fosfato bibasico (Na_2HPO_4 x $2H_2O$): 2,33 g
   - Acqua distillata: 100 ml

   Il tampone va agitato molto bene prima dell'uso e può essere conservato al buio a temperatura ambiente per circa un mese.
2. Colorante di quinacrina allo 0,5% (work solution)
   - Colorante di Chinacrina (Stock solution): 5 mg
   - Acqua distillata: 100 ml

   Prima di aggiungere l'acqua distillata sciogliere la Chinacrina con alcune gocce di metanolo. Il colorante di Chinacrina va conservato al buio e a 4 °C per circa un mese.

Procedimento

1. Passare velocemente i vetrini in una vaschetta modello Hellendhal con una soluzione formata da ac. Acetico al 25% in acqua distillata per rimuovere aloni citoplasmatici (se gli aloni sono molto consistenti si può portare al 30% l'acido acetico).
2. Lasciare asciugare i vetrini e passare i preparati nella serie degli alcoli (etanolo) 70%, 80%, 100% per 5 minuti ciascuno a temperatura ambiente.
3. Lasciare asciugare i vetrini all'aria che non necessitano di invecchiamento per il successivo bandeggio.
4. Immergere in Hellendhal (ricoperta di alluminio), contenente il colorante di Chinacrina (0,5%) a temperatura ambiente per 10-15 minuti.
5. Risciacquare brevemente sotto acqua corrente.
6. Montare con coprioggetto in tampone McIlvaine (pH 7) senza sigillare, se abbiamo vetrini di plastica, con sigillante se vetrini sono normali.
7. Il vetrino esaminato per ulteriori indagini, può essere smontato sotto acqua corrente e conservato al buio e può essere rimontato in tampone, previo ulteriore bagno o meno in chinacrina (in funzione del tempo trascorso).

Bandeggio QFQ secondo Caspersson e coll. (1970)

Soluzioni

1. Tampone McIlvaine (pH 7)
   - Acido citrico ($C_6H_8O_7$ x H_2O): 0,378 g
   - Sodio fosfato bibasico (Na_2HPO_4 x $2H_2O$): 2,33 g
   - Acqua distillata: 100 ml

   Il tampone va agitato molto bene prima dell'uso e può essere conservato al buio a temperatura ambiente per circa un mese.
2. Colorante di Chinacrina allo 0,5%
   - Colorante di Chinacrina (Sigma): 5 mg
   - Acqua distillata: 100 ml

   Prima di aggiungere l'acqua distillata sciogliere la Chinacrina con alcune gocce di metanolo. Il colorante di Chinacrina va conservato al buio e a 4 °C per circa un mese.

Procedimento

1. Reidratare i preparati di almeno 3-4 giorni in etanolo 70% e 50% per 5 minuti ogni passaggio.
2. Un passaggio in acqua distillata per 5 minuti.
3. Immergere in tampone McIlvaine (pH 7) a temperatura ambiente per 5 minuti.
4. Asciugare all'aria.
5. Colorare i vetrini con una soluzione di Mostarda di Chinacrina (0,5 %) per 1 ora.
6. Lavare i vetrini in tampone McIlvaine (pH 7) per 5 minuti.
7. Montare i vetrini con tampone McIlvaine (pH 7) e mettere un coprioggetto, se la colorazione è riuscita, sigillare con un sigillante (eukit, smalto o altro).
8. Osservare al microscopio a fluorescenza con lunghezza d'onda compresa tra 450 e 500 nm.

Metodica QFQ abbreviata

Se si vuole osservare in fretta un vetrino per studiare la regione eterocromatica del cromosoma Y oppure qualche variante Q-fluorescente, si procede nel seguente modo:

1. immergere i vetrini in chinacrina per 10-12 minuti;
2. lavare in acqua corrente;
3. montare con il tampone McIlvaine (pH 7) o anche tampone fosfato a pH 6,8;
4. sigillare il vetrino con sigillante o smalto da unghie;
5. osservare al microscopio a fluorescenza.

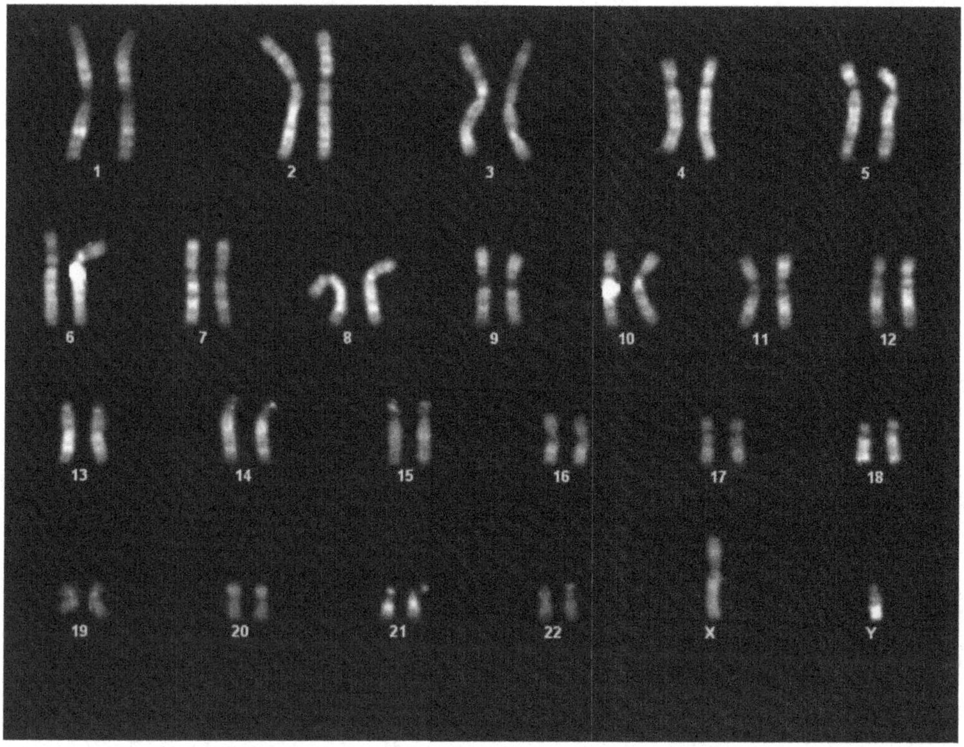

Figura 4.3: Cariotipo maschile bandeggiato in QFQ.

Bande G

Il bandeggio G riproduce il quadro delle bande G così chiamate, perché ottenute colorando con Giemsa i preparati cromosomici metafasici fissati e sottoposti a vari trattamenti. Le prime metodiche erano basate sul processo di denaturazione introdotto da Pardue e Gall nel 1970. In seguito i tentativi di modificare questa metodica, tralasciando l'aggiunta di acidi nucleici marcati, hanno condotto alla scoperta della possibilità di ottenere sui cromosomi bande simili a quelle già descritte per la chinacrina. Numerose sono le metodiche pubblicate che forniscono risultati simili, una delle prime è quella della Seabright nel 1971, dove si utilizza un enzima proteolitico, la *tripsina* e questo tipo di bandeggio viene chiamato GTG. Poi è la volta di Sumner e coll., sempre nel 1971, e viene riconosciuta come ASG (acido acetico/salina/Giemsa). Il bandeggio di tipo G è l'espressione della perdita differenziale della colorabilità di alcune regioni che rimangono più scure (bande G positive) rispetto ad altre più chiare (bande G negative) (Fig. 4.4).

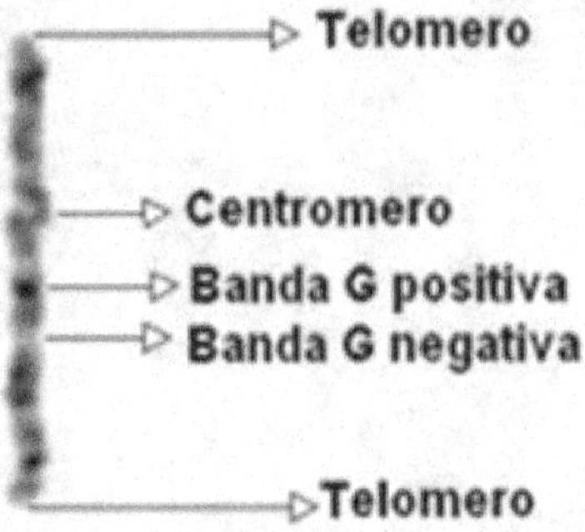

Figura 4.4: Cromosoma 7 bandeggiato con bandeggio GTG.

Il colorante sembra legarsi a variazioni della densità della cromatina lungo i cromosomi, espressione della condensazione differenziale dell'eterocromatina e dell'eucromatina. Poiché nelle condizioni di trattamento per le bande G non vi è estrazione di DNA dai cromosomi, le variazioni di densità e di cromofilia dipendono molto probabilmente da alterazioni indotte, non ancora ben definite a livello molecolare, delle proteine non istoniche coinvolte nella condensazione dell'eucromatina alla metafase. Tali proteine sono associate in complessi fibrillari con una frazione di RNA a replicazione tardiva; essi sono elementi strutturali necessari alla normale condensazione dei cromosomi in metafase, infatti sia l'inibizione della sintesi proteica o ribonucleica nella tarda farse G2, sia l'esposizione dei cromosomi fissati all'RNAasi danno un bandeggio G. L'eterocromatina intercalare è più resistente all'azione degli agenti denaturanti, in ragione della compattezza della sua organizzazione molecolare dovuta ad un fitto complesso di ponti disolfuro. Numerose metodiche sono state descritte per ottenere bande di tipo G come il bandeggio definito GTG (bande G/tripsina/Giemsa). La tripsina essendo un enzima proteolitico, provoca rotture dei legami che sono posti tra la *lisina* e l'*arginina* delle *proteine istoniche* che avvolgono il DNA. In seguito a questi tagli si ha la liberazione di *cariche positive* (ioni -NH_3^+) e la conseguente perdita di affinità per il Giemsa. Quindi le cariche -NH_3^+ liberate, si legano con le cariche negative dei gruppi fosforici (-PO_3^{2-}) del DNA. Quando si colora con Giemsa, i *cationi* carichi positivamente del colorante, non si legheranno più alle cariche negative dei gruppi fosforici del DNA, queste zone appariranno più chiare (bande G negative), ma alle zone istoniche ricche di lisina e arginina cariche negativamente e daranno una colorazione più scura (bande G positive). La colorazione chiara quindi, non risulta dall'estrazione di proteine, queste vengono fatte collassare dalla tripsina, le cariche positive liberate dal taglio si legano al DNA che impediscono al colorante di penetrare (Fig. 4.5).

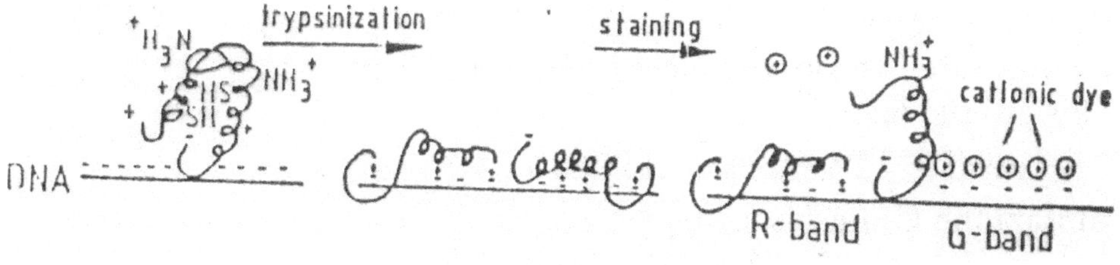

Figura 4.5: Schema del meccanismo d'azione per il bandeggio GTG.

Bandeggio GTG

Soluzioni

1. Tampone pH 6.8
   - Na_2HPO_4: 6,96 g/l
   - NaH_2PO_4 X H_20: 7,04 g/l
   - Acqua distillata: 1 litro

   Il tampone fosfato va agitato per un' ora ed è consigliabile che venga preparato il giorno prima del suo utilizzo va poi conservato in frigo per 20 giorni circa controllando sempre l'assenza di muffe.
2. Tripsina *stock solution*
   - tripsina: 0,125 g
   - sol. fisiologica: 50 ml

   La soluzione madre va agitata per almeno un' ora prima dell'utilizzo. Per il bandeggio si utilizza una soluzione di tripsina al 5%.
3. Tripsina al 5% *working solution*
   - Tripsina (stock solution): 5 ml
   - Tampone pH 6.8: 95 ml
4. Siero fetale di vitello (FCS)
   - FCS: 2 ml
   - fisiologica: 98 ml

   L'FCS va prelevato sotto cappa in sterilità.
5. Giemsa (*working solution*) 20%
   - Giemsa (Diapath): 20 ml
   - Tampone pH 6.8: 80 ml

Procedimento
1. invecchiare i vetrini in piastra per un' ora a 75 °C;
2. immergere in tripsina per un tempo variabile di qualche minuto *working solution*;
3. immergere in fisiologica al 2% di FCS;
4. lavare sotto acqua corrente;
5. lavare in acqua distillata sterile;
6. immergere i vetrini per alcuni minuti in Giemsa al 20% in tampone fosfato pH 6,8;
7. sciacquare sotto acqua corrente.

Colorazione Giemsa

I vetrini del giorno precedente sono colorati in Giemsa al 20% in tampone fosfato pH 6,8 per qualche minuto, la soluzione deve essere preparata fresca. Attualmente il colorante Giemsa ha una notevole variabilità di colorazione, che dipende principalmente dal contenuto di metanolo. La qualità migliore del Giemsa dipende dal contenuto in metanolo e questo è purtroppo sotto rigidi controlli di leggi ambientali a cui le ditte di produzione sono sottoposte dai vari governi. Oggi è molto difficoltoso trovare coloranti di buona qualità. La soluzione è di aggiungere *metanolo* ai preparati di Giemsa meno efficienti.

Bandeggio ASG (acido/salina/Giemsa) secondo Sumner e coll. (1971)

Soluzioni
1. Soluzione salina citrato (SSC) 2X SSC
   - cloruro di sodio NaCl: 1,8 g
   - citrato trisodico $C_6H_5O_7Na_3$ X $2H_2O$: 0,9 g
   - acqua distillata: 100 ml

Procedimento
1. Incubare i vetrini in una soluzione 2X SSC a 56 °C per 1 ora in bagnomaria;
2. sciacquare in acqua distillata;
3. colorare i vetrini per 90 minuti in Giemsa al 2% in tampone fosfato a pH 6,8;
4. osservare al microscopio ottico.

Bandeggio GTG (G/tripsina/Giemsa) secondo Seabright (1971)

Soluzioni
1. Tampone fosfato pH 6,8
   - Na_2HPO_4: 6,96 g
   - NaH_2PO_4 X H_20: 7,04 g

- Acqua distillata: 1 litro

2. Tripsina (*soluzione madre*)
   - Tripsina (DIFCO): 0,25 g
   - NaCl: 0,9 g
   - Acqua distillata: 100 ml

   Lasciare agitare la soluzione per almeno 1 ora.
3. Tripsina (*soluzione figlia*)
   - Soluzione madre: 5 ml
   - Tampone fosfato pH 6,8: 95 ml

Procedimento

1. Preparare la soluzione madre di tripsina e lasciarla agitare per almeno 1 ora a temperatura ambiente;
2. preparare la soluzione figlia di tripsina e il colorante Giemsa al 5% in tampone fosfato a pH 6,8;
3. bandeggiare i vetrini nella soluzione figlia di tripsina per circa 1 minuto e 30 secondi.
4. lavare in acqua distillata;
5. colorare in Giemsa;
6. lavare in acqua corrente;
7. osservare al microscopio ottico.

Bandeggio GHW (G/calore/Wright's stain)

Soluzioni

1. 2X SSC preparazione
   - NaCl 0,3M: 8,76 g (pm 58,44)
   - Sodio citrato 0,03M: 4,41 g (pm 294,10)
   - Acqua distillata: 100 ml
2. Soluzione madre Wright's stain preparazione

   In una beuta da 500 ml diluire:
   - Wright's stain (in polvere) 1,25 g
   - Metanolo 500 ml

   Porre sull'agitatore per almeno 2 ore al riparo dalla luce.

   Filtrare con carta da filtro e mettere in bottigliette (da 50-100 ml) coperte di carta stagnola e porre in termostato a 37 °C per una notte.

   Prima di utilizzare lasciare riposare 1 o 2 giorni.
3. tampone fosfato 1/15M (tampone Sorensen) pH 6,6

   Si prepara da soluzione madre di Na_2HPO_4 1/15 e KH_2PO_4 1/15 come descritto di seguito:
   - Na_2HPO_4 1/15 *soluzione madre* (PM=178,12) pesare 178,12 g: 15=11,9 g e portare ad 1 litro con acqua distillata.

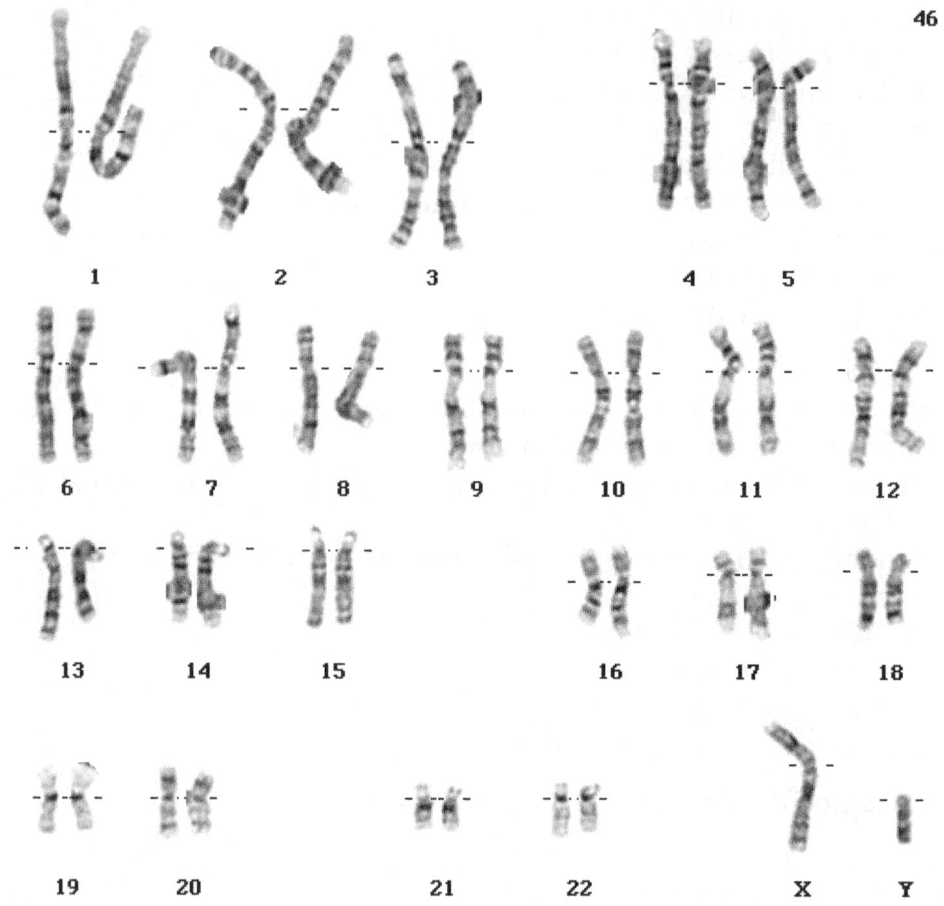

Figura 4.6: Bandeggio GTG.

- KH_2PO_4 1/15 *soluzione madre* (PM=136,09) pesare 136,09 g: 15=9,1 g e portare ad 1 litro con acqua distillata.

Le due soluzioni madre si mettono in frigo.

Procedimento

1. invecchiare i vetrini overnight a 60 °C in stufa a secco, oppure per 1 ora su piastra a 75 °C;
2. immergere i vetrini in 2XSSC preriscaldato a 60 °C in un contenitore idoneo e lasciare per 20 minuti;
3. lavare i vetrini ad uno ad uno con acqua distillata e disporli ad asciugare sotto un getto d'aria;
4. il colorante deve essere preparato in precedenza come segue:
   - al momento dell'uso diluire la soluzione madre con tampone

fosfato 1/15M pH 6,6 in rapporto di 1:3 (soluzione di lavoro).
- Utilizzare 5 ml di soluzione di lavoro per vetrino.

5. Porre i vetri, orizzontalmente, su un ponte e distribuire il colorante fino a ricoprire totalmente il vetrino.
6. Lasciare agire il colorante per 3,30 minuti, arrestare la colorazione con uno spruzzo di acqua distillata, scolare, passare i vetrini sotto acqua corrente, togliere l'eccesso di acqua scuotendo leggermente il vetrino, asciugare delicatamente con garza e completare l'asciugatura sotto ventilatore.

Bande C

Le bande C sono costituite da regioni eterocromatiche localizzate a livello dei centromeri, delle costrizioni secondarie dei cromosomi 1, 9, 16 e del braccio lungo del cromosoma Y, esse si colorano con Giemsa dopo vari trattamenti. Pardue e Gall, nel 1970, nei loro esperimenti di localizzazione del DNA satellite, su cromosomi di topo, avevano notato che trattando i loro preparati con *idrossido di bario* (denatura il DNA) e incubando in *soluzione salina 2XSSC* (consente l'ibridazione con l'acido nucleico marcato), l'eterocromatina in vicinanza dei centromeri assumeva una colorazione più intensa con la colorazione Giemsa, rispetto alle altre regioni cromosomiche. Arrighi e Hsu nel 1971 confermarono che questo trattamento con alcali produceva lo stesso tipo di colorazione selettiva anche sui cromosomi umani e dimostrarono inoltre che la quantità di eterocromatina centromerica non era la stessa in tutti i cromosomi. Durante i processi di denaturazione impiegati per le bande C si ha un'estrazione selettiva del DNA dalle braccia dei cromosomi, mentre l'*eterocromatina costitutiva* composta di DNA strettamente legato a proteine non istoniche e facilmente cristallizzabile risulta più resistente. Se questo spiega la perdita della colorabilità della parte maggiore dei cromatidi, non giustifica l'inversione, cioè l'aumento delle proprietà tintoriali che si osserva con queste metodiche a livello delle bande C, regioni normalmente assai poco colorabili. Alcuni autori ipotizzano l'esistenza di una porzione proteica che è strettamente legata al DNA centromerico che inibisce il legame dei coloranti tiazinici, condizione che viene ad invertirsi nel bandeggiamento C.

Le zone di eterocromatina non hanno la stessa estensione in tutti i cromosomi, infatti, nei cromosomi 2, 4, 8 il bandeggio di tipo C evidenzia regioni eterocromatiche più piccole di quelle osservate nei cromosomi 1, 9, 16; le zone di questi ultimi cromosomi sono note per il loro polimorfismo. La regione eterocromatina del cromosoma Y (regione distale), che risulta più fluorescente con la chinacrina, con questa metodica si presenta intensamente colorata. Il bandeggio C non può essere utilizzato per il riconoscimento dei cromosomi omologhi, ma trova impiego nello studio delle varianti eterocromatiche quantitative dei cromosomi 1, 9, 16 e Y, delle inversioni di I e II tipo dell'eterocromatina del cromosoma 9, della variabilità dell'eterocromatina centromerica nel resto dei vari cromosomi umani. Permettono inoltre di indicare le regioni centromeriche nei rimaneggiamenti strutturali ed in modo particolare di indicare la presenza di un centromero (monocentriche) o di due centromeri (dicentriche) nelle traslocazioni Robertsoniane. Le bande polimorfiche rappresentano degli ottimi marcatori genetici.

Bandeggio CBG

I vetrini devono essere allestiti da almeno una settimana o artificialmente invecchiati in piastra a 75 °C per un' ora.

Procedimento

1. Trattare i vetrini con acido cloridrico (HCl) 2 N per 1 ora a temperatura ambiente.
2. Prima che sia terminata l'ora in HCl porre la soluzione satura di idrossido di bario $Ba(OH)_2$ al 5% a girare su vortex e dieci minuti prima dello scadere, trasferire l'idrossido di bario in una hellendhal pulita e metterla in bagnomaria a 37 °C.
3. Sciacquare i vetrini in acqua corrente.
4. Trasferirli nell'idrossido di bario a 37 °C e lasciare per 1 ora.
5. Sciacquare molto bene sotto acqua corrente.
6. Porre i preparati in 2XSSC in bagnomaria a 56 °C per 1 ora.
7. Sciacquare velocemente sotto acqua corrente e colorare i preparati direttamente in colorante Giemsa al 5% in tampone fosfato a pH 6,8 per 1 ora e 15 minuti a temperatura ambiente.
8. Lavare sotto acqua corrente.
9. Osservare i vetrini al microscopio ottico.

Bandeggio CBG su preparato già bandeggiato GTG

Procedimento

1. Decolorare i vetrini in alcool etilico assoluto per un' ora a temperatura ambiente.
2. Immergerli per completare la disidratazione (senza farli asciugare) nella serie degli alcoli costituita da alcol etilico al 70%, 85%, 95% e 100% per 2 minuti ciascuno a temperatura ambiente senza farli asciugare tra un passaggio e l'altro.
3. Asciugare i vetrini all'aria.

4. Immergerli in una soluzione di $Ba(OH)_2$ al 5% in H_2O distillata per un' ora a 37 °C.
5. Lavare in H_2O corrente.
6. Mettere il vetrino in 2XSSC per 1 ora a 56 °C.
7. Colorare il vetrino in Giemsa al 5% per 1ora e 15 minuti a temperatura ambiente.

Bandeggio CBG su preparato già bandeggiato QFQ

Procedimento

1. Immergere i vetrini per un' ora a temperatura ambiente in fissativo 3:1 (costituito da tre parti di etanolo e una parte di acido acetico).
2. Lavare i vetrini sotto acqua corrente.
3. Immergerli in una soluzione di $Ba(OH)_2$ al 5% per un' ora a 37 °C.
4. Lavarli sotto acqua corrente.
5. Immergere i vetrini in 2XSSC per un' ora a 56 °C.
6. Colorare in Giemsa per 1 ora e 15 minuti a temperatura ambiente.

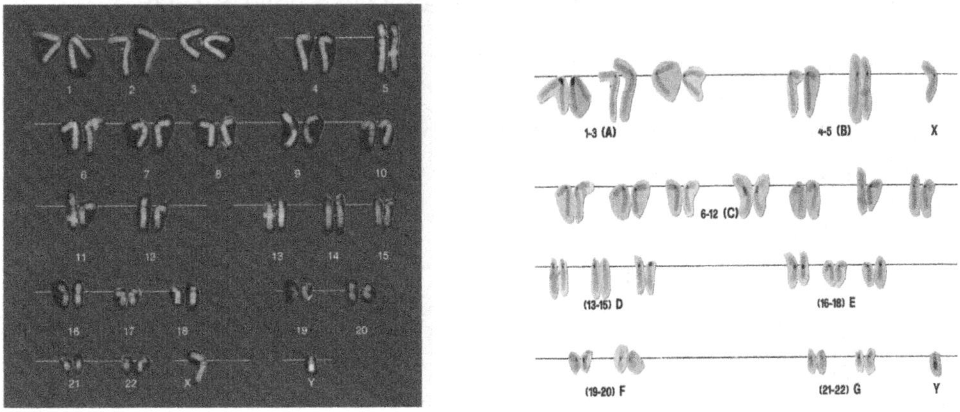

Figura 4.7: (A) Metafase con bandeggio QFQ; (B) la stessa metafase bandeggiata in CBG.

Bandeggio CBG secondo Sumner

Soluzioni

1. Soluzione di idrossido di bario $Ba(OH)_2$ al 5%
   - idrossido di bario $Ba(OH)_2$ X $8H_2O$: 5 g
   - acqua distillata: 95 ml
2. Soluzione salina citrato (SSC) 2XSSC
   - cloruro di sodio NaCl: 1,8 g
   - citrato trisodico $C_6H_5O_7Na_3$ X $2H_2O$: 0,9 g

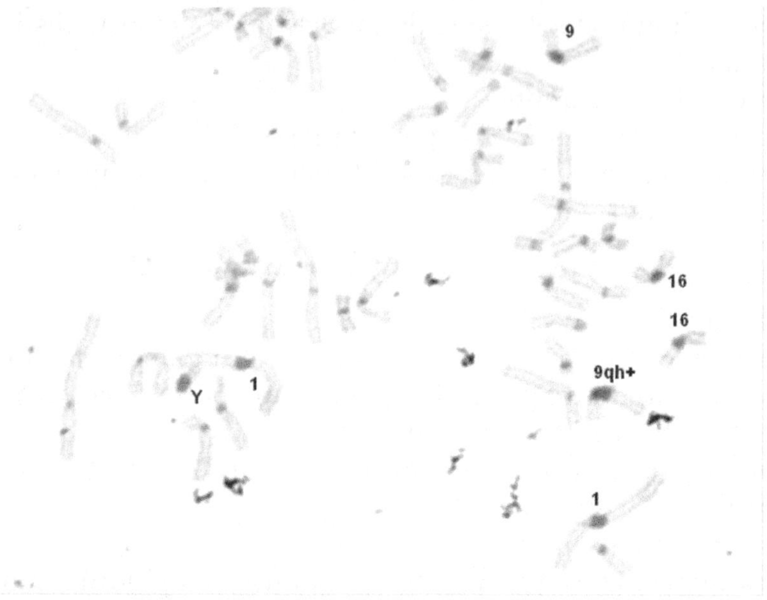

Figura 4.8: Bandeggio CBG, sono evidenziati i cromosomi:1, 9 e 9qh+, 16 e Y.

- acqua distillata: 100 ml
3. Colorante Giemsa al 5% in tampone fosfato a pH 6,8
   - colorante Giemsa: 5 ml
   - tampone fosfato a pH 6,8: 95 ml
4. Tampone fosfato pH 6,8
   - Na_2HPO_4: 6,96 g/l
   - NaH_2PO_4 X H_20: 7,04 g/l
   - Acqua distillata: 1 litro

Bandeggio Ag-NOR

Le NOR (Nucleolar Organizer Regions) sono le regioni cromosomiche che formano e mantengono i nucleoli nei nuclei in interfase. Queste regioni NOR, contengono i geni per l'rRNA: 18S e 28S, regioni nelle quali i geni sono attivamente trascritti, queste zone possono essere selettivamente colorate, usando il *Nitrato di Argento* e durante l'interfase sono associate. Il bandeggio Ag-NOR colora di scuro le costrizioni secondarie delle braccia corte dei cromosomi acrocentrici per la deposizione di Nitrato d'Argento (*stalks)*, mentre la porzione restante appare di un giallo brillante.

Soluzioni

1. Gelatina (sciogliere la gelatina con movimento costante per 10-15 minuti, la soluzione rimane a riposo per 2-3 settimane)

- Gelatina: 2 g
- H_2O distillata: 100 ml
- Acido formico: 1 ml

2. Nitrato d'Argento *soluzione 50%*, (mantenere a 2-5 °C in provetta al buio)
   - $AgNO_3$: 5 g
   - H_2O distillata: 10 ml

Procedimento

1. mettere 2 gocce di gelatina e 4 gocce di $AgNO_3$ (*sol. 50%)* sul vetrino;
2. miscelare le gocce cautamente agitando il vetrino da una parte all'altra;
3. coprire il vetrino con un copri-oggetto di vetro;
4. mantenere il vetrino ad una temperatura di 70 °C (bagnomaria) fino a quando non si osserva che la colorazione vira al marrone dorato (2-3 minuti);
5. rimuovere il copri-oggetto e sciacquare il vetrino accuratamente in H_2O distillata, lasciare asciugare;
6. osservare al microscopio ottico.

Bande R

Le bande R sono complementari alle bande Q e G, esse definiscono le stesse strutture attraverso una colorazione inversa a quella ottenuta per questi ultimi due bandeggi (R= reverse). Dutrillaux e Lejeune nel 1971, svilupparono dalla metodica di Yunis *et al.* (1976) per la colorazione dell'eterocromatina costitutiva, il metodo detto di *denaturazione controllata*. Il trattamento, successivamente standardizzato (DUTRILLAUX ET AL. 1974), consisteva essenzialmente nell'esposizione dei preparati ad una soluzione salina a pH 6,5 a temperatura di 87-89 °C per 10 minuti circa, colorando quindi con Giemsa. A questa metodica, Bobrow *et al.* (1972) hanno applicato la colorazione con Acridine Orange (A.O.), la quale ha apportato una differenziazione bicromatica delle bande lungo i cromatidi e le bande R sono messe in forte risalto dalla intensa fluorescenza verde, mentre appaiono rosse le interbande. La risoluzione delle bande R, ha avuto un ulteriore miglioramento dall'apporto di Dutrillaux *et al.* (1973), mediante il pretrattamento delle cellule in vitro con BrdU (5-bromodeossiuridina) a cui ha fatto seguito la colorazione dei preparati fissati con acridina orange (A.O.). Si associano così, le proprietà cromatiche dell'A.O. con la *decondensazione segmentaria* indotta dall'incorporazione della BrdU a livello delle interbande R (bande Q); in questo modo si ottengono dei risultati notevolmente costanti

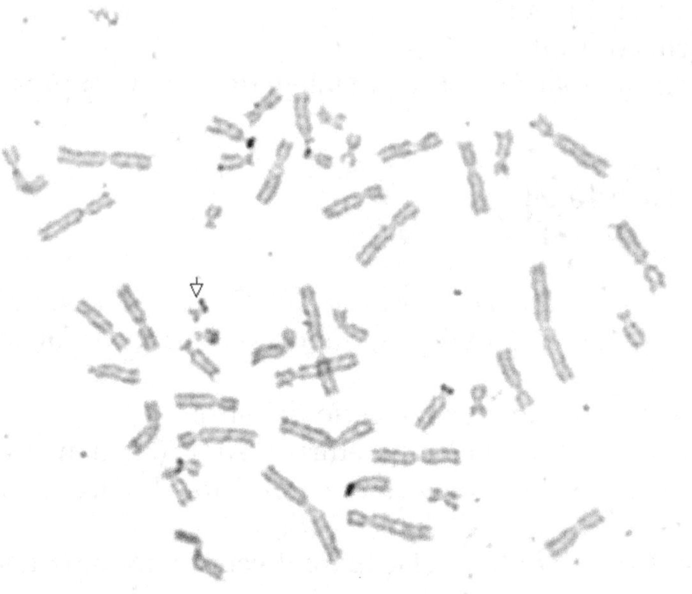

Figura 4.9: Bandeggio Ag-NOR. La freccia indica un marker cromosomico bisatellitato.

ed un ottimo contrasto, inoltre l'intensità della colorazione ne rende possibile l'osservazione anche a luce normale.

È stato osservato che nella metodica originale di Dutrillaux e Lejeunne, il meccanismo di azione in vitro provoca la denaturazione del DNA ricco in basi di A-T e non della parte ricca in basi G-C. Tuttavia il meccanismo di azione di questo tipo di bandeggio non è ancora completamente chiaro. Le caratteristiche si possono così riassumere: i centromeri, le costrizioni secondarie, la parte distale del braccio lungo dell'Y, sono debolmente colorate con Giemsa mentre sono colorate in rosso con l'A.O. Le regioni distali di tutti i cromosomi mostrano una banda scura con la colorazione Giemsa, mentre tale banda ha un colore brillante con l'A.O. I cromatidi sono segnati dalla successione di bande chiare e scure con il Giemsa, mentre si presentano rosse e verdi con l'A.O. I satelliti dei cromosomi acrocentrici sono, di solito, ben colorati con ambedue i coloranti. Vi è quindi una perfetta reciprocità con le bande Q, alla quale si sottraggono solo le braccia corte ed i satelliti degli acrocentrici. La colorazione con A.O., che colora il *DNA nativo o rinaturato* in verde ed il *DNA denaturato* in rosso, potrebbe quindi mettere in evidenza la denaturazione differenziale delle bande Q, ricche in A-T e le bande R, ricche in G-C.

Bandeggio RBA

Soluzioni

1. preparazione del methotrexate (MTX) o aminopterina (10^{-5}M)
   Soluzione 1 (10^{-2}M):
   - methotrexate: 5 mg
   - acqua distillata: 1 ml

   Lasciare agitare molto bene.
   Soluzione 2 (10^{-4}M):
   - soluzione 1: 0,1 ml
   - acqua distillata: 10 ml

   Soluzione 3 (10^{-5}M)
   - soluzione 2: 1 ml
   - acqua distillata: 9 ml

   Quest'ultima soluzione viene utilizzata e conservata a 4 °C per circa un mese.
2. Preparazione della BrdU
   - BrdU: 1 mg
   - acqua distillata: 1 ml

   Agitare molto bene la soluzione.
3. Preparazione del colorante arancio di acridina
   Soluzione madre:
   - acridina in polvere: 5 mg
   - acqua distillata: 5 ml

   Conservare a 4 °C.
   Soluzione figlia:
   - soluzione madre: 5 ml
   - tampone fosfato a pH 6,8: 95 ml

   Questa soluzione può essere conservata per un mese a 4 °C.

Procedimento

1. Incubare 1ml di sangue periferico in 10 ml di terreno RPMI 1640 o in altro terreno di coltura e lasciare per 72 ore in termostato a 37 °C.
2. Allo scadere delle 72 ore di coltura aggiungere 0,1ml di methotrexate (soluzione 3 MTX 10^{-5} M), la concentrazione finale del methotrexate nella coltura è di 10^{-7} M. Rimettere il terreno in coltura a 37 °C per altre 17 ore.

3. Scadute le 17 ore di coltura, fare 2 lavaggi in soluzione fisiologica e centrifugare a 1200 giri per rimuovere il methotrexate (perché è tossico per le cellule).
4. Incubare in 10 ml di nuovo terreno RPMI 1640 o altro tipo di terreno per altre 7 ore (lo stesso risultato è stato ottenuto reincubando per 5 ore) e aggiungervi 300 μl di BrdU (1 mg/1 ml).
5. Processare come per i casi normali di citogenetica come indicato nelle metodiche di studio.
6. Per il bandeggio si procede con la metodica usata da Perri e Wolff per il bandeggio SCE. La colorazione finale per il bandeggio R si può eseguire in Giemsa oppure in arancio di acridina (risulta migliore la colorazione con arancio di acridina).
7. Si osserva al microscopio in fluorescenza con filtri della lunghezza d'onda compresa tra i 450 e 500 nm.

Bandeggio RBA secondo Dutrillaux e Lejeune (1974)

Soluzioni

1. Tampone di Sorensen (0,06 M pH 6,5)
   - Fosfato monobasico di potassio (KH_2PO_4): 5,60 g
   - Fosfato bibasico di sodio(Na_2HPO_4): 2,64 g
   - Acqua distillata: 1 litro
2. Colorante Giemsa al 5% in tampone fosfato pH 6,8
   - colorante Giemsa: 5 ml
   - tampone fosfato a pH 6,8: 95 ml

Procedimento

1. Immergere i vetrini in una soluzione di Sorensen a pH 6,5 a 87 °C per tempi variabili da pochi minuti a due ore.
2. Sciacquare i vetrini in acqua corrente.
3. Colorare con soluzione di Giemsa o con arancio di acridina per circa 5 minuti.
4. Sciacquare con lo stesso tampone per 1 o 2 minuti.
5. Montare con il copri-oggetto con tampone fosfato a pH 6,8.
6. Osservare al microscopio ottico se colorati in Giemsa, in fluorescenza se colorati con arancio di acridina.

Bandeggio RHG (R/calore/Giemsa)

Soluzioni

1. Tampone di Sorense (0,06 M pH 6,5)
   - Fosfato monobasico di potassio (KH_2PO_4): 5,60g
   - Fosfato bibasico di sodio(Na_2HPO_4): 2,64g
   - Acqua distillata: 1L

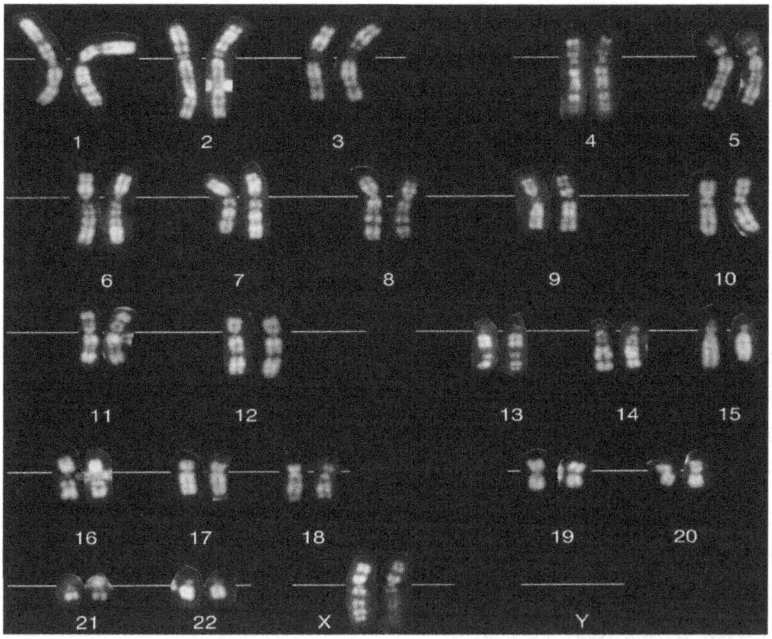

Figura 4.10: Metafase ricostruita con bandeggio RBA.

2. Giemsa al 5% in tampone fosfato a pH 6,8
   - Colorante Giemsa: 5 ml
   - Tampone fosfato a pH 6,8: 95 ml

Procedimento
1. Conservare i vetrini a temperatura ambiente da 1 a 3 settimane. I vetrini troppo freschi non sono adatti.
2. Preriscaldare il tampone di Sorensen (0,06 M pH 6,5) in una jar in bagnomaria a 85 °C.
3. Incubare i vetrini nel tampone di Sorensen a 85 °C per 8 minuti per i vetrini che hanno un' età compresa tra 1 settimana e 10 giorni.
4. Sciacquare i vetrini accuratamente in tampone di Sorensen a temperatura ambiente.
5. Colorarli in Giemsa (5% in tampone fosfato) per un tempo da 6 a 10 minuti.
6. Sciacquare in acqua distillata ed asciugare all'aria.
7. Montare con un copri oggetto in tampone di Sorensen.
8. Osservare al microscopio.

Bandeggio G11
Bobow e coll. nel 1972, hanno descritto una modificazione alla metodi-

ca del bandeggio C, questa metodica colora selettivamente le regioni eterocromatiche dei cromosomi umani e si avvale di una modificazione del pH alcalino del colorante Giemsa. Per mezzo di questo bandeggio, le metafasi presentano regioni cromosomiche colorate selettivamente, i cromosomi coinvolti sono: 1, 3, 5, 7, 9, 10 e 12 ed il cromosoma Y. Le regioni centromeriche, il braccio corto p dei cromosomi acrocentrici, sono colorate con il bandeggio G11 in modo variabile che dipende dalle caratteristiche individuali di questo gruppo di cromosomi. Non è infrequente, con questo bandeggio, osservare la regione eteromorfica del cromosoma 4 (situata usualmente nella regione prossimale del braccio piccolo) colorata selettivamente.

Bandeggio G11 secondo Bobrow e coll. (1972)

Soluzioni

1. Soluzione NaOH (0,1M)
   - NaOH: 0,4 g
   - Acqua distillata: 100 ml
2. Soluzione a pH 11
   Prendere 100 ml di acqua distillata e portare a pH 11 usando la soluzione di NaOH allo 0,1 M.
3. Colorante Giemsa al 2%
   - Soluzione a pH 11: 49 ml
   - Colorante Giemsa di Gurr: 1 ml

   Preparare freschi e tenere per 5-10 minuti a temperatura ambiente prima di usare.

Procedimento

1. Per questo bandeggio i vetrini devono essere di età compresa tra i 7-10 giorni. I vetrini non devono essere freschi, perché non mantengono la loro morfologia.
2. Colorare i vetrini con soluzione di colorazione Giemsa 2% per 12-13 minuti.
3. Sciacquare in acqua corrente.
4. Osservare al microscopio ottico.

Colorazione DAPI

Questo bandeggio mediante la colorazione con 4-6-diamino-2-fenilindole (DAPI) mostra una colorazione fluorescente a livello delle regioni delle costrizioni secondarie dei cromosomi 1 e 16, inoltre mostra un parziale bandeggio Q sui rimanenti cromosomi. Se i cromosomi sono esposti alla distamicina A (DA), un antibiotico oligopeptide, prima della colorazione con colorante DAPI, esibiscono un tipo di colorazione che presenta fluorescenti alcune regioni eterocromatiche.

La colorazione con DA/DAPI colora le regioni centromariche ed eterocromatiche costitutive e le braccia corte del cromosoma 15, spesso sono colorati anche i centromeri della coppia 22, che possono presentare una fluorescenza più intensa di quella dei centromeri. Questo porta cautela nella individuazione di marker cromosomici con l'utilizzo solo di questo bandeggio: DA/DAPI, perché, un marker come appartenente al cromosoma 15 per fluorescenza, può essere in realtà un centromero appartenente al cromosoma 22. L'osservazione dei preparati viene fatta al microscopio fluorescente con lunghezza d'onda compresa tra i 360 e 390 nm.

Bandeggio DAPI secondo Schweizer e coll. (1978)

Soluzioni

1. Tampone di McIlvaine (pH 7)
   - Acido citrico ($C_6H_8O_7$ x H_2O): 0,378 g
   - Sodio fosfato bibasico (Na_2HPO_4 x $2H_2O$): 2,33 g
   - Acqua distillata: 100 ml

   Il tampone va agitato molto bene prima dell'uso e può essere conservato al buio a temperatura ambiente per circa un mese.
2. DAPI soluzione stock
   - DAPI soluzione: 1 mg
   - Acqua distillata: 5 ml
3. DAPI soluzione di lavoro
   - DAPI soluzione stock: 50 μl
   - Tampone McIlvaine pH 7: 15 ml

   La soluzione DAPI stock può essere conservata in freezer (a -20 °C) in vials scure per diverso tempo, anche qualche mese. La soluzione DAPI di lavoro deve essere preparata fresca tutte le volte che si colora.
4. Soluzione DA
   - Distamicina A: 2 mg
   - Tampone McIlvaine a pH 7: 20 ml

   La soluzione DA viene preparata fresca e può essere conservata in freezer in vials scure per qualche mese. La soluzione può essere usata per 24 ore dopo essere stata scongelata.

Procedimento

1. Lasciare cadere alcune gocce di soluzione DA su un vetrino e coprire con un coprioggetto di vetro. Tenere al buio per 10-15 minuti a temperatura ambiente.

2. Sciacquare il vetrino in acqua distillata e asciugare all'aria.
3. Mettere alcune gocce di soluzione DAPI sul vetrino, dopo aver rimosso il coprioggetto e coprire con un coprioggetto di vetro. Lasciare colorare per circa 20-30 minuti a temperatura ambiente al buio. Rimuovere il coprioggetto e sciacquare in acqua distillata, asciugare il vetrino all'aria.
4. Montare il vetrino con la soluzione di montaggio e rimuovere l'eccesso di questa soluzione mediante una leggera pressione esercitata tra il vetrino coprioggetto e quello portaoggetto. A questo punto si può sigillare con eukit o smalto da unghie.
5. Conservare il vetrino al buio e a temperatura ambiente per un periodo che va da 24 a 72 ore, questo aiuta a stabilizzare la colorazione. Se tra un vetrino portaoggetti e quello coprioggetto si formano bolle si possono eliminare rimontando il vetrino da colorare e conservando per tutta la notte (overnight) o per più tempo. I vetrini dopo essere colorati e ben sigillati, possono essere conservati a -20 °C.
6. I vetrini possono essere osservati al microscopio in fluorescenza con lunghezza d'onda da 360 a 390 nm.

Metodica di bandeggio DAPI abbreviata

Soluzioni
1. Soluzione DA (0,01 mg/ml)
   Soluzione madre:
   - Distamicina A : 0,2 mg
   - Acqua distillata: 1 ml
   Soluzione d'uso:
   - soluzione madre: 0,5 ml
   - Acqua distillata: 9,5 ml
2. Soluzione DAPI (0,2 μg/ml)
   Soluzione madre:
   - DAPI: 0,2 mg
   - Acqua distillata: 1 ml
   Soluzione d'uso:
   - Soluzione madre: 0,1 ml
   - Acqua distillata: 99,9 ml
3. Tampone McIlvaine a pH7
   - Acido citrico (C6H8O7 x H2O): 0,378 g
   - Sodio fosfato bibasico (Na_2HPO_4 x $2H_2O$): 2,33 g
   - Acqua distillata: 100 ml

   Il tampone va agitato molto bene prima dell'uso e può essere conservato al buio a temperatura ambiente per circa un mese.

Procedimento

1. Mettere alcune gocce di soluzione d'uso di Distamicina A sul vetrino da colorare, coprire con un coprioggetto di vetro e lasciare per circa 10 minuti al buio.
2. Sciacquare brevemente in tampone McIlvaine (pH 7).
3. Colorare per 15 minuti nella soluzione d'uso DAPI tenendo il vetrino al buio e a temperatura ambiente.
4. Sciacquare in tampone McIlvaine.
5. Montare il vetrino con coprioggetto in tampone McIlvaine e osservare al microscopio fluorescente a lunghezza d'onda di 360-390 nm.

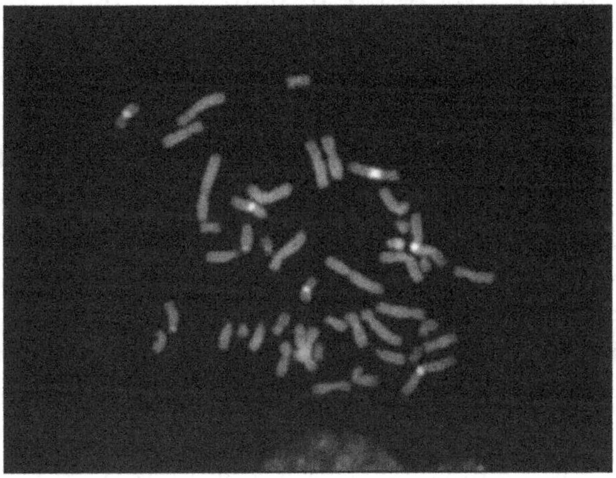

Figura 4.11: Metafase in bandeggio DA/DAPI.

Alta risoluzione o sincronizzazione

L'analisi citogenetica tradizionale è di norma eseguita su mitosi bloccate in metafase, vale a dire in uno stadio in cui i cromosomi sono particolarmente contratti ed evidenziano mediamente non più di 400-450 bande per corredo apolide. Riarrangiamenti strutturali di piccole dimensioni, al di sotto di questo livello di risoluzione, non possono pertanto essere rilevati.

Per superare questi limiti ed ottenere cromosomi con un numero di bande due ed anche tre volte superiore rispetto ai metodi standard si ricorre ai cosiddetti *"cromosomi ad alta risoluzione"*. È perciò necessario arrestare le cellule in una fase mitotica più precoce: in *profase* o in *prometafase*.

Questo è oggi possibile grazie alla messa a punto di protocolli di sincronizzazione cellulare, basati su due punti fondamentali:

1. il blocco della sintesi del DNA che provoca l'ammassamento delle cellule in fase S;
2. e la rimozione del blocco che induce la ripresa del ciclo in maniera sincrona.

Una delle prime metodiche (Yunis, 1978) prevedeva che, circa 72 ore dopo l'avvio della coltura di linfociti, doveva essere addizionata una sostanza (in genere Metotrexate) capace di inibire la sintesi del DNA per deprivazione di nucleotidi (in questo caso Timidina). Dopo 17 ore, l'inibitore veniva eliminato con ripetuti lavaggi ed il blocco rimosso aggiungendo alla coltura il nucleotide deficitario (Timidina o l'analogo Bromodeossiuridina). Le cellule possono così completare in sincronia la replica del DNA e progredire in maniera contemporanea verso la mitosi, in uno stadio precoce della quale possono poi essere bloccate 5-7 ore dopo (Fig. 4.12). In questo modo si possono ottenere preparati con numerose cellule in profase o prometafase i cui cromosomi rivelano un numero di bande considerevolmente superiore alle 400-450.

Facilmente si ottengono risoluzioni di 550 bande, ma si può arrivare anche alle 850 e 2.000 bande per corredo apolide. Sono comunque state messe a punto numerose altre metodiche di sincronizzazione. Sono inoltre state sperimentate altre tecniche che si avvalgono dell'utilizzo, oltre che di Timidina e fluorodeossiuridina, anche di etidiobromuro. Quest'ultimo è un agente intercalante, le cui proprietà sono dovute alla struttura altamente aromatica che ne permette l'inserimento all'interno della doppia elica del DNA, che viene così meccanicamente "allungata".

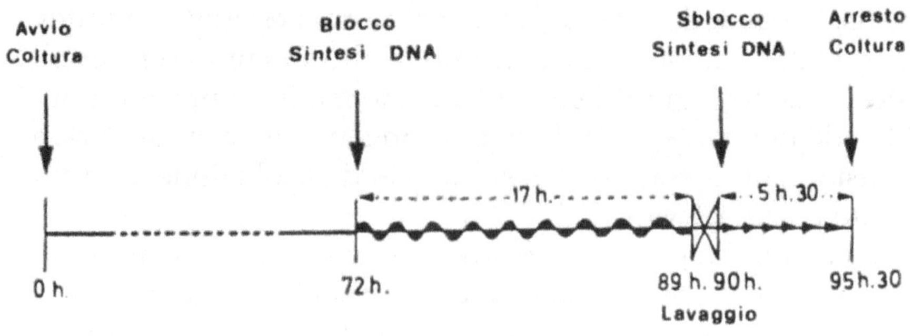

Figura 4.12: Metafase in bandeggio DA/DAPI.

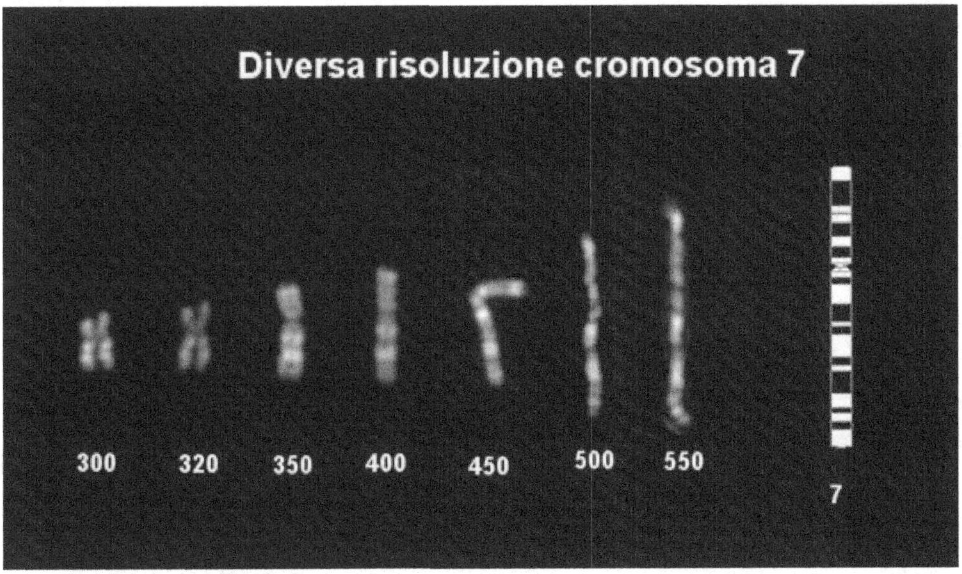

Figura 4.13: Diversa risoluzione del cromosoma 7.

Metodica di sincronizzazione e allungamento utilizzando Timidina e FdU

Materiali e soluzioni

1. Ipotonica: 0,47% KCl
2. Sol A -Fluorodeossiuridina (FdU)- (EuroClone Synchroset): 100 μl
3. Sol B -Timidina-(EuroClone Synchroset): 100 μl
4. CRA: 100 μl
5. Colcemid (10 μg/ml): 100 μl

4.3 Metodiche di citogenetica molecolare

FISH (Fluorescent In Situ Hybrization)

Agli inizi degli anni '70, Pardue e Gall, al fine di localizzare determinate sequenze polinucleotidiche nei cromosomi ed in particolari tipi di cellule, misero a punto una metodica chiamata *ibridazione in situ*, con la quale una sonda di DNA radioattiva veniva ibridata al DNA cromosomico direttamente su piastre metafisiche ottenute dai più svariati tipi di cellule.

L'innovazione apportata da questa metodica era essenzialmente quella di fornire informazioni senza prima rimuovere il DNA bersaglio dal proprio sito "topografico" il cromosoma ed in generale la

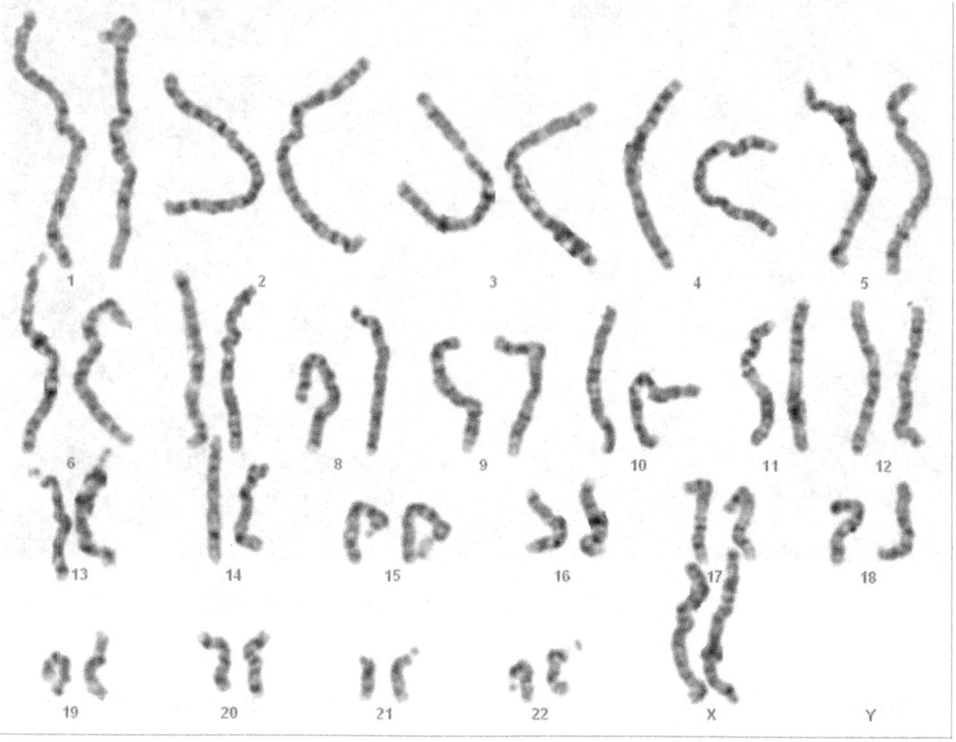

Figura 4.14: Metafase ad alta risoluzione (550 bande) bandeggiata in GTG.

cellula. La nuova metodica si andava così ad affiancare all'analisi citogenetica tradizionale mediante bandeggio cromosomico. I primi lavori di *ibridazione in situ* (ISH), utilizzavano sonde radioattive marcate con ^{3}H ed erano limitati alla localizzazione di geni sui cromosomi politenici di Drosophila oppure al mappaggio su cromosomi metafisici di sequenze geniche presenti in elevato numero di copie e raggruppate in cluster.

Il miglioramento di questa tecnica e l'utilizzo di altri isotopi radioattivi (^{35}S, ^{125}I, ^{32}P) ha consentito, negli ultimi anni, di localizzare sequenze presenti in singola copia per genoma aploide. A partire dalla seconda metà degli anni '80 ha avuto inizio lo sviluppo di una nuova metodica di ibridazione in situ, mediante l'utilizzo di sonde fluorescenti non più radioattive. Questo ha reso l'utilizzo di questa tecnica uno strumento più sensibile e rapido per la localizzazione genica e l'analisi citogenetica (Pinkel et al. 1988; Lichter et al. 1988). L'*ibridazione in situ fluorescente* (Fluorescence In Situ Hybridization – FISH) permette di rilevare sequenze di DNA su metafasi o nuclei in interfase di campioni citogenetici fissati. Il DNA bersaglio viene quindi disposto per l'*annealing* con una sonda di DNA a singola elica a sequenza complementare, marcata con una sostanza fluorescente. L'applicazione della FISH a sostegno della diagnosi clinica e della prognosi è favorita dalla disponibilità di diversi tipi di sonde (Fig. 89):

- sonde alfoidi (A): specifiche per i centromeri;
- sonde a sequenza unica locus-specifiche (B);
- sequenze subtelomeriche (C): sono importanti per l'identificazione di riarrangiamenti che coinvolgono le regioni subterminali del cromosoma.
- sonde painting: sono specifiche per una coppia di cromosomi; possono essere totali (D), se ibridano con tutto il cromosoma, o parziali, come le braccio-specifiche (E) e le regioni-specifiche della grandezza di una banda (F).

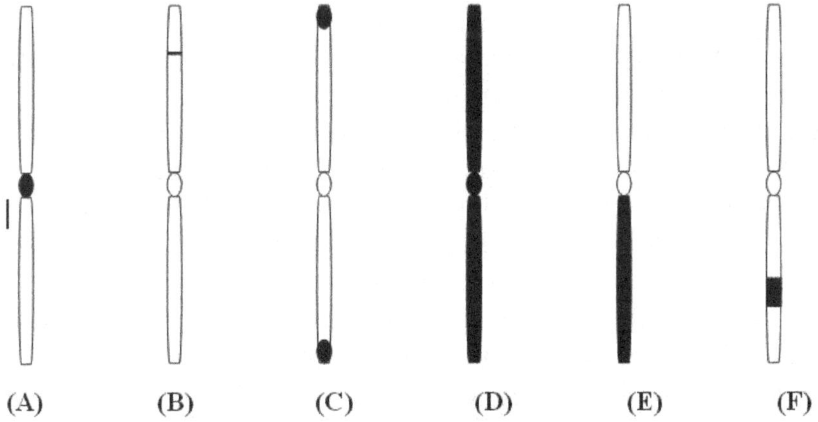

Figura 4.15: Principali sonde utilizzate in citogenetica.

Terminata l'ibridazione, la sonda di DNA non legata o legata in modo non specifico viene rimossa per mezzo di lavaggi di stringenza ed il DNA è in seguito contro colorato con un colorante di contrasto (Ioduro di Propidio o DAPI). L'osservazione avviene attraverso un microscopio a fluorescenza.

La FISH consente di incrementare la risoluzione citogenetica dal livello di 4-10 Mb della citogenetica classica fino a meno di una Mb, ma l'indagine deve essere specificamente mirata.

La FISH viene applicata per caratterizzare anomalie cromosomiche non evidenziabili con le usuali metodiche citogenetiche:

1. studio delle traslocazioni con genoteche cromosoma specifiche (painting); facilita l'identificazione dei cromosomi e le dimensioni dei tratti coinvolti;
2. definizione più precisa dei punti di rottura, in particolare nei casi di aberrazioni cromosomiche sbilanciate o apparentemente bilanciate associate a fenotipi patologici o in diagnosi prenatale;
3. individuazione di riarrangiamenti criptici (microdelezioni o microduplicazioni), non visibili mediante le usuali metodiche di bandeggio. È stato dimostrato, mediante FISH, che le regioni subtelomeriche dei cromosomi umani possono essere sede di riarrangiamenti che correlano con patologie associate a ritardo mentale e dimorfismi;
4. precisa definizione sullo status *mono-* o *dicentrico* delle traslocazioni Robertsoniane;
5. identificazione e caratterizzazione di marker sovrannumerari (Bartsch e Schwinger, 1991; Heppell-Parton e Water, 1991; Schad et al., 1991; Brondum-Nielsen e Mikkelsen, 1995; Maraschio et al., 1996);
6. identificazione di delezioni causa di sindromi da geni contigui;
7. origine e struttura dei cromosomi ad anello.

L'utilizzo della FISH su nuclei interfasici per lo studio del cariotipo, tecnica di recente acquisizione, permette una valutazione parziale e limitata alle sole aneuploidie dei cromosomi specificatamente ricercati; in particolar modo è diretta, in diagnosi prenatale, all'individuazione delle trisomie più frequenti come la trisomia: 13, 18, 21 ed alle alterazioni numeriche dei cromosomi sessuali X e Y. Non vengono identificate anomalie strutturali *de novo* e altri riarrangiamenti.

Le cellule su cui è possibile condurre questo tipo di analisi sono:
1. spermatozoi, per lo studio della non-disgiunzione;
2. blastomeri, per la diagnosi preimpianto;
3. amniociti non coltivati, per la determinazione precoce di trisomie e/o monosemie;
4. linfociti ed eritroblasti fetali circolanti nel sangue materno.

Analisi delle immagini in fluorescenza

La fluorescenza è una particolare proprietà che manifestano alcune molecole quando, eccitate con una energia radiante di determinata lunghezza d'onda, sono in grado di assorbirla e di rimetterla sotto forma di energia luminosa di lunghezza d'onda maggiore. Per osservare una ibridazione in situ fluorescente occorre un microscopio a fluorescenza. Combinazioni di filtri situate tra l'obiettivo e la lente del tubo di questo strumento determinano il percorso dei raggi della luce di eccitazione e di emissione. Il filtro di eccitazione filtra solo la luce monocromatica dalla radiazione della sorgente luminosa. Le proprietà del ripartitore dicroico, lamina inclinata di 45° sull'asse ottico della luce incidente, sono essenziali: esso riflette nell'obiettivo la luce di eccitazione a breve lunghezza d'onda quasi senza perdite e lascia passare invece quasi completamente la luce di fluorescenza che ritorna all'obiettivo.

Contemporaneamente, la maggior parte della luce d'eccitazione viene nuovamente riflessa e non può essere perciò di disturbo nella formazione dell'immagine intermedia. Sopra il ripartitore dicroico, la luce di emissione e la residua luce di eccitazione colpiscono il filtro di sbarramento. Solo la luce di fluorescenza può passare quasi indisturbata attraverso il filtro, dato che le sue lunghezze d'onda sono maggiori di quelle della luce di eccitazione.

I moderni filtri per fluorescenza sono per lo più associazioni di filtri colorati e filtri interferenziali. Questi ultimi sono dotati di un rivestimento, il cui spessore è armonizzato esattamente con le lunghezze d'onda della luce. Questi filtri possono essere "tagliati su misura" e corrispondere esattamente alle proprietà spettrali di un marcatore di fluorescenza (Tabella 4.1).

I microscopi a immagine digitalizzata possono rilevare segnali che non sono rilevati con i microscopi convenzionali. Inoltre, la tecnologia della processazione delle immagini consente un incremento del rapporto tra il segnale e il rumore di fondo. Un sistema particolarmente sensibile è la CCD-camera (*charge couple device*), la quale permette un'analisi bidimensionale del preparato cromosomico. Oggi sono in uso altri sistemi associati a *"sistemi di analisi computerizzata"*, che si avvalgono di programmi preposti per l'acquisizione di segnali in fluorescenza con una notevole sensibilità.

Fluorocromo	Colore	Filtro di eccitazione	Filtro di sbarramento
FITC	Verde	460-490 nm	515-550 nm
AMCA	Blue	365 nm	420 nm
FLUORESCEINA	Verde	460-490 nm	515 nm
RODAMINA	Rosso	440-550 nm	590 nm
TEXAS RED	Rosso	510-560 nm	590 nm

Tabella 4.1: Fluorocromi e Filtri maggiormente utilizzati

4.4 Protocollo per sonda a sequenza unica a doppia colorazione

Spectrum Orange e Spectrum Geen (sonde VYSIS)

Soluzioni

1. Tampone 2XSSC
   - Cloruro di sodio (NaCl): 18 g
   - Citrato trisodico ($C_6H_5O_7Na_3 \times 2H_2O$): 9 g
   - H_2O: 1 l
2. Soluzione denaturante
   - 2XSSC: 12 ml
   - Formamide: 28 ml
3. Mix di ibridazione
   - Tampone: 7 µl
   - H_2O: 2 µl
   - Sonda: 1µl
4. Soluzione di lavaggio 50% Formamide/50% 2XSSC
   - Formamide: 20 ml
   - 2XSSC: 20 ml
5. Controcolorante DAPI/Antifade: 15 µl
   - PBD 1X
   - Etanolo

Procedimento

Denaturazione del DNA del campione e della sonda

1. Invecchiare il vetrino per 30′ in 2XSSC a 37 °C
2. Deidratare il vetrino in alcoli 70%, 85% e 100% a TA per 2′ ciascuno
3. Immergere il vetrino in soluzione denaturante a 70-71 °C per 5′. Il tempo e la temperatura sono critici per il mantenimento della morfologia del cromosoma e per l'efficacia dell'ibridazione
4. Deidratare il vetrino in etanolo: 70%, 85% e 100% a -20 °C per un minuto ciascuno e asciugare all'aria. L'etanolo freddo ferma la reazione di denaturazione mentre deidrata il vetrino.
5. Durante la fase di asciugatura del vetrino, preriscaldare la sonda a 37 °C per 5′.
6. Vortexare e centrifugare per 2-3 secondi la sonda prima di preparare la mix di ibridazione. Il kit è composto dalla sonda (eppendorf con tappo arancione) ed il tampone (tappo giallo). In una eppendorf da 0,5*µ*l siglata con il nome della sonda si prepara la mix.
7. Vortexare e centrifugare il mix per qualche secondo.
8. Denaturare la sonda a bagnomaria a 73 °C per 5 minuti.

9. Dopo i 5 minuti mettere subito la sonda in ghiaccio per evitare la rinaturazione.

Ibridazione
1. Porre il vetrino su una piastra preriscaldata a 45°-50 °C in modo da far evaporare tutto l'etanolo.
2. Mettere 10μl della sonda denaturata sul coprioggetto 25x25mm.
3. Ribaltare il vetrino sul coprioggetto facendo attenzione a non fare bolle.
4. Sigillare bene con mastice.
5. Incubare in camera umida a 37 °C al buio over-night.

Post-ibridazione
1. Il giorno successivo, preriscaldare a 46 °C in bagnomaria due provette con 40 ml di soluzione 50% Formamide/50% 2XSSC.
2. Togliere il mastice dal coprioggetto.
3. Immergere nella prima provetta il vetrino per qualche secondo scuotendolo delicatamente in modo che il coprioggetto scivoli via, lasciarlo poi per 15 minuti.
4. Fare un altro lavaggio nella seconda provetta per altri 15 minuti.
5. Fare un lavaggio di 10 minuti in 40 ml di 2XSSC a 46 °C.
6. Fare un lavaggio in PBD1X per 5 minuti a temperatura ambiente.
7. Asciugare i vetrini all'aria e al buio.

Controcolorazione
1. Rimuovere i vetrini dal PBD1X
2. Lasciare asciugare al buio a temperatura ambiente fino a che la superficie non sia asciutta all'80%
3. Applicare 15μl di contro colorante DAPI/Antifade (CELBIO)
4. Coprire con copri oggetto di vetro 25x25mm
5. Sigillare con smalto e osservare in fluorescenza

Protocollo per sonda FISH painting (cytocell)

Preparazione del vetrino
1. Caricare il campione cellulare su un vetrino da microscopia e lasciare asciugare il vetrino.
2. Si consiglia di eseguire lo squash il giorno prima dell'applicazione del protocollo.
3. Lavare il vetrino in 2Xssc per 2 minuti a temperatura ambiente.
4. Disidratare in una serie di diluizioni di etanolo (75%, 85%, 100%) ognuna per 2 minuti a temperatura ambiente.
5. Lasciare asciugare.

6. Controllare al microscopio l'area più idonea per tale procedura e segnare il vetrino con vetrografica cosi da essere poi sicuri al momento dell'inserimento della sonda e del coprioggetto che l'area selezionata è la più idonea per tale procedura.
Pre-denaturazione:
1. Rimuovere la sonda dal congelatore a -20 °C e lasciarla riscaldare a temperatura ambiente
2. accertarsi che la soluzione della sonda sia uniforme pipettando ripetutamente con delicatezza
3. Pipettare 10 ul di sonda per test e inserirli in una provetta da microcentrifuga
4. Pre- riscaldare la sonda, il vetrino e il copri oggetto da 24X24 mm su una piastra riscaldante a 37 °C (+/- 1 °C) per 10 minuti
5. Caricare 10μl di miscela della sonda sul campione cellulare e coprire delicatamente con il coprioggetto. Sigillare con soluzione coolante gommosa e lasciare asciugare.

Denaturazione

Denaturare simultaneamente il campione e la sonda riscaldando il vetrino su una piastra riscaldante a 75°C(+/- 1 °C) per 2 minuti.

Ibridazione

Disporre il vetrino su camera umida, non permeabile alla luce, a 37 °C (+/- 1°C) per tutta la notte

Lavaggi post-ibridazione

1. Rimuovere accuratamente il vetrino copri oggetto e tutta la colla
2. Lavare il vetrino in SSC 0,4 x (pH 7,0) a 72 °C (± 1 °C) per 2 minuti
3. Scolare il vetrino e lavare in 2XSSC per 2 minuti, Tween -20 0,05% (pH 7,0) a temperatura ambiente per 30 secondi
4. Scolare il vetrino e applicare 10 ul di DAPI antifade
5. Coprire con un vetrino copri oggetto e far sviluppare il colore al buio per 10 minuti
6. Analizzare al microscopio a fluorescenza.

Protocollo per sonda FISH PAINTING (Oncor)

Soluzioni

1. Tampone 2XSSC
2. Soluzione denaturante
3. Soluzione di lavaggio 50% Formamide / 50% 2XSSC
4. 0.1XSSC
5. 20XSSC: 0,5ml
6. H_2O: 99,5ml

Procedimento

Denaturazione del DNA del vetrino e della sonda

1. Invecchiare il vetrino per 30′ in 2XSSC a 37 °C
2. Deidratare il vetrino in alcoli 70%, 80% e 95% a temperatura ambiente per 2′ ciascuno
3. Asciugare il vetrino in stufa a 37 °C
4. Denaturare il vetrino in soluzione denaturante a 70-71 °C per 2′. Il tempo e la temperatura sono critici per il mantenimento della morfologia del cromosoma e per l'efficacia dell'ibridazione
5. Immediatamente deidratare il vetrino in alcoli 80%, 90% e 100% freddi e asciugare i vetrini all'aria

Ibridazione

1. Preriscaldare la sonda a 37 °C per 5′
2. Vortexare e centrifugare per pochi secondi la sonda
3. Mettere 10μl di sonda in una eppendorf da 0,5ml. Questa sonda è eluita in una soluzione Hybrisol VII-50%Formamide, 2XSSC
4. Denaturare la sonda a bagnomaria a 70 °C per 10′ successivamente centrifugare per pochi secondi
5. Incubare la sonda in bagnomaria a 37 °C per un'ora per un preannnealing del DNA
6. Centrifugare per un paio di secondi. Porre sul vetrino i 10μl di sonda e coprire con un coprioggetto 25x25mm
7. Sigillare il coprioggetto con mastice
8. Incubare il vetrino in camera umida a 37 °C overnight

Post-ibridazione

1. Fare i primi due lavaggi del vetrino in soluzione 50%Formamide/50%2XSSC per 15′ a 43 °C
2. Lavare il vetrino in 0,1XSSC a 60 °C per 15′
3. Fare un ultimo lavaggio in PBD1X per 5′ e asciugare il vetrino all'aria e al buio

Determinazione del segnale

1. Applicare 60μl Fluoresceina marcata con Avidina e coprire con un coprioggetto in plastica
2. Incubare in camera umida a 37 °C per 20′
3. Lavare per 3 volte in PBD1X a temperatura ambiente per 2′ciascuno. Questi lavaggi servono per rimuovere il materiale in eccesso.

Amplificazione del segnale

1. Applicare 60μl di anticorpo anti-Avidina e coprire con un coprioggetto in plastica

2. Incubare in camera umida a 37 °C per 20′
3. Lavare per 3 volte in PBD1X a temperatura ambiente per 2′ ciascuno
4. Applicare 60μl di Fluoresceina marcata con Avidina e coprire con un coprioggetto in plastica
5. Incubare in camera umida a 37 °C per 20′
6. Lavare per 3 volte in PBD1X a temperatura ambiente per 2′ ciascuno

Contro colorazione
1. Rimuovere i vetrini dal PBD1X
2. Lasciare asciugare al buio a temperatura ambiente fino a che la superficie non sia sciutta all'80%
3. Applicare 15μl di controcolorante DAPI/Antifade (CELBIO)
4. Coprire con coprioggetto in plastica
5. Osservare al microscopio a fluorescenza.

Chromoprobe Multiprobe® I-System

Sviluppato da Knight *et al.* (1997), il dispositivo *Multiprobe®* (Figura 70) è diviso in 24 quadranti, ognuno contenente una sonda specifica per ciascuno dei 24 cromosomi. Le sonde sono legate reversibilmente ad un dispositivo di vetro, il che semplifica l'ibridazione in situ in fluorescenza poichè rende non necessaria la preparazione delle sonde stesse. La denaturazione della sonda e del DNA bersaglio avviene simultaneamente riscaldando il dispositivo una sola volta. Le sonde sono marcate direttamente con un *fluorocromo rosso* (spettro *Texas Red*). Il protocollo FISH prevede la co-denaturazione e l'ibridazione per tutta la notte, seguita da lavaggi in assenza di *formamide*. Questa metodica permette di individuare segnali sia su cellule in interfase che cromosomi in metafasi derivanti da colture di cellule di sangue periferico fissate.

Nella versione T- System, questo dispositivo fornisce un saggio efficiente per l'identificazione dei riarrangiamenti che coinvolgono le estremità dei cromosomi; lo studio dei telomeri, in funzione della presenza di regioni molto ricche di geni in queste zone, risulta di notevole importanza nell'analisi delle cause di malattie genetiche (Knight et al., 2000).

Protocollo Knight, 1997

Soluzioni
1. Tampone 2XSSC
2. Soluzione 2XSSC, 0.05% Tween-20
   - 2XSSC: 50 ml
   - Tween-20: 25 μl

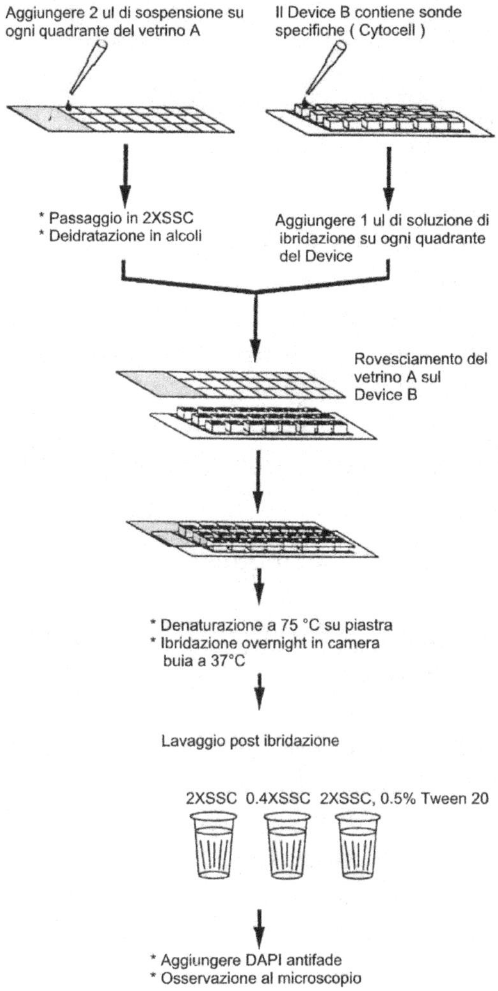

Figura 4.16: Multiprobe I-System

3. Soluzione 0,4XSSC
    - 20XSSC: 1ml
    - H_2O: 49 ml

Procedimento

Preparazione dei vetrini

1. Allestire il preparato sul vetrino dopo averlo lavato e sciacquato bene o alternativamente lasciato per 2 minuti in metanolo al 100%.

2. Mettere 2 μl di preparato su ognuna delle 24 aree ed eventualmente completare con 1 o 2 gocce omogeneamente sull'intera zona. Alitare e flambare.
3. Osservare la qualità delle metafasi in contrasto di fase ed assicurarsi che per ogni area ve ne siano 10-15.

Deidratazione dei vetrini
1. Lasciare il vetrino in 2XSSC per 2 minuti a temperatura ambiente.
2. Trasferire il vetrino (senza asciugarlo) dalla soluzione di 2xSSC direttamente nella serie di alcoli (etanolo) a concentrazione crescente 70%, 80% e 95%, tenuti a temperatura ambiente, per due minuti ciascun passaggio.
3. Lasciare asciugare il vetrino all'aria e metterlo in termostato a 37 °C per circa 10 minuti, in condizioni di non umidità.

Preparazione del Device
1. Preriscaldare la Multiprobe, tenuta al buio,in termostato a 37 °C per almeno 5 minuti.
2. Aggiungere su ogni quadrante della multiprobe 1 μl di soluzione d'ibridazione (Hybrisol), contenente formamide, preriscaldata a 37 °C.
3. Posizionare il vetrino preparato sulla Multiprobe facendo attenzione a far combaciare il quadrante n. 1 del vetrino portaoggetto con il quadrante n. 1 della multiprobe (colorato in giallo).
4. Si deve esercitare una forte pressione manuale per 2′ circa per far aderire i vetrini: in questo protocollo si fa uso di collanti. Si "sigilla" lasciando un peso di circa 1-1,5 Kg per 10′.

Denaturazione

Rovesciare delicatamente il vetrino e la Multiprobe, assicurandosi di mantenerli uniti e porli sulla piastra a 77 °C per 3 minuti.

Ibridazione

Trasferire il vetrino nella camera Multiprobe non umida in bagnomaria a 37 °C con il coperchio aperto e lasciare overnight.

Post-ibridazione
1. Rimuovere il Device immergendo il vetrino in una soluzione 2XSSC per qualche minuto.
2. Mettere il vetrino a bagnomaria a 72 °C per due minuti in una soluzione 0,4XSSC.
3. Passare il vetrino in 2XSSC allo 0,05% Tween 20 per 30 secondi a temperatura ambiente.

4. Lasciare il vetrino all'aria per 20 secondi e senza farlo asciugare procedere con controcolorazione.

Controcolorazione

1. Apporre 20 μl di DAPI/Antifade sul vetrino cercando di coprire tutti i quadranti e montare con coprioggetto di vetro (22x60). Lasciare aderire e tamponare.
2. Sigillare il coprioggetto con smalto per unghie trasparente, lasciare riposare i vetrino per 10 minuti al buio.
3. Osservare il preparato al microscopio a fluorescenza (LAICA DIAPLAN) con lampada a vapori di mercurio (100 W), impiegando filtri specifici per FITC. Le immagini vengono infine processate mediante un analizzatore di immagine (APPLIED IMAGING CYTOVISION).

NOTE CONCLUSIVE

I cromosomi umani presentano una grande variabilità sia interindividuale che tra omologhi dello stesso individuo. Le regioni cromosomiche che presentano maggiore variabilità sono le regioni eterocromatiche e più raramente anche alcune zone eucromatiche. Queste differenze presenti in particolari zone o bande cromosomiche non hanno nessun effetto clinico, mentale o patologico sul portatore e vengono chiamate *eteromorfismi* o *varianti cromosomiche*. In alcuni casi viene utilizzato anche il termine *polimorfismo*, ma per evitare di confondere i *polimorfismi cromosomici* con quelli *molecolari* è preferibile evitare l'utilizzo di questo termine, più adatto ai polimorfismi molecolari.

L'eterocromatina è caratterizzata da una grande variabilità dovuta alla quantità, alla posizione ed alla presenza, in alcuni casi, di inversioni. Questi eteromorfismi oltre ad essere osservati nelle costrizioni secondarie dei cromosomi: 1, 9, 16 e nella regione subterminale del braccio lungo del cromosoma Y, sono stati riscontrati principalmente a livello dei centromeri e nei satelliti dei cromosomi acrocentrici. Inizialmente, nella pratica della genetica medica, essi sono stati utilizzati per le indagini di paternità e per identificare l'origine materna o paterna dei cromosomi nei pazienti con sindrome di Down.

La presenza di differenze di quantità o di posizione dell'*eterocromatina* presente su uno dei due omologhi porta a non dare allarmismi alla coppia e a non attivare ulteriori procedimenti di indagine perché è risaputo che nessun gene rilevante può essere assegnato all'*eterocromatina costitutiva*, anche se la maggior parte dei ricercatori è riluttante a non attribuirgli alcuna funzione. Alcune possibili funzioni sono la stabilizzazione della struttura cromatinica e la funzione di "*guardia del corpo*" per la protezione delle sequenze più importanti del DNA eucromatico contro gli agenti esterni (Hsu 1975).

Si hanno però dei dubbi e delle perplessità in presenza di delezioni, duplicazioni o inversioni, evidentemente senza alcun effetto patologico, ma che coinvolgono l'eucromatina definite quindi *eteromorfismi* o *varianti cromosomiche eucromatiche*. Queste risultano di più difficile interpretazione, anche perché microdelezioni in zone differenti danno problematiche clinicamente rilevanti per il portatore. Una buona conoscenza ed uno studio familiare attento, risultano fondamentali per il citogenetista per trarre considerazioni sull'entità della anomalia cromosomica.

È fondamentale una buona conoscenza degli eteromorfismi, sia di origine eterocromatica che eucromatica, per evitare allarmismi, aumento dei tempi di attesa del referto e un dispendio di risorse da parte del laboratorio. Gli eteromorfismi vengono ereditati in modo mendeliano quindi lo studio familiare è di grande importanza perché osservando il fenotipo ed eventuali segni clinici dei familiari portatori della stessa variante si possono avere indizi importanti per la consulenza genetica. La conoscenza degli eteromorfismi si rende di estrema importanza ed utilità maggiormente in diagnosi prenatale per distinguerli da una vera anomalia cromosomica con riscontri clinici e patologici. La variabilità dei cromosomi in pazienti normali, è stata da molto tempo studiata ed esaminata. Sono state applicate allo studio delle varianti anche numerose metodiche di citogenetica classica e di citogenetica molecolare come l'ibridazione in situ fluorescente: FISH (Fluorescence In Situ Hibridization). Oggi, metodiche come il CGH (Comparative Genomic Hybridisation), possono fornire un ulteriore aiuto per conoscerne l'origine e per individuarle meglio e con più sicurezza. Le metodiche di bandeggio cromosomico come il bandeggio G, Q ed R vengono applicate di routine dato che evidenziano lungo i singoli cromosomi tutte le bande, sia positive che quelle negative (*bande positive* sono le bande scure in G o quelle più fluorescenti in Q; *bande negative* sono le bande chiare in G o meno fluorescenti in Q). Vi sono poi delle metodiche di bandeggio come il C, il DA/DAPI, l'Ag-NOR e il G11 che evidenziando solo parti dei cromosomi e sono di aiuto per evidenziare zone specifiche del cromosoma (Tab. **??**). Successivamente con l'applicazione di sonde *painting*, *alfa-centromeriche*, *subtelomeriche* e *sonda specifiche a singola sequenza* (metodiche FISH) si può confermare l'origine e quindi anche la natura stessa della variante. Oggi si aprono nuovi orizzonti che porteranno alla citogenetica un notevole aiuto come quello dato dal CGH. Queste nuove metodiche non solo evidenziano zone sui cromosomi colorate più o meno intensamente, regioni invertite o anche regioni che mostrano variazioni nella lunghezza, permettono anche di capire quale o quali geni sono coinvolti e di contare il numero delle basi interessate e di identificarle.

Come detto in precedenza, in numerosi studi è stato ipotizzato, ma non univocamente, che la presenza di varianti cromosomiche nei genitori sia correlabile alla patologia riproduttiva (Rodriguez-Gomez et al. 1987; Yamada 1992). È stato proposto che eteromorfismi nella eterocromatina costitutiva possano predisporre alla non disgiunzione e quindi ad una gametogenesi alternata. Allo stato eterozigote, la presenza della variante potrebbe causare difficoltà di appaiamento ed interferire con il processo di segregazione meiotica (FORD ET AL. 1982). L'associazione tra satelliti e la presenza di satelliti giganti è stata messa in relazione con la ricorrenza di sindrome di Down (SERRA ET AL. 1990; PALKA ET AL. 1990). La maggior parte degli studi condotti, hanno smentito che questi eteromorfismi siano la causa di patologie cliniche o di ritardo mentale. A noi rimane da constatare, anche dalla nostra diretta esperienza, che in presenza di una di queste varianti risulta molto importante condurre *in primis* uno studio familiare e successivamente, con le metodiche citogenetiche a disposizione, definire il tipo di variante eventualmente da considerare sia nell'ambito di una consulenza genetica che nell'ambito della diagnosi prenatale.

Lo studio da noi condotto sulle varianti cromosomiche è rivolto alla raccolta della casistica in un atlante con lo scopo di condividerla con citogenetisti o chiunque voglia approfondire queste tematiche. Risulta inoltre importante uniformare il comportamento dei laboratori nella refertazione degli eteromorfismi. Distinguere tra gli eteromorfismi, quelli più frequenti nella popolazione, definiti *"comuni"* dagli eteromorfismi meno frequenti *"rari"* definendo una linea comune per riportarli sul referto. Di solito è bene segnalare e riportare gli eteromorfismi rari, mentre vengono omessi quelli comuni.

Di seguito vengono elencati gli eteromorfismi rari e comuni più frequenti:

Tabella 4.2: Esempi di eteromorfismi con varie colorazioni (ISNC 2009).

Eteromorfismi rari	Eteromorfismi comuni
Inv(1)(p13q21)	Aumento di grandezza del braccio corto degli acrocentrici
Inv(2)(p11.2q13)	Aumento di grandezza dei satelliti degli acrocentrici
Inv(3)(p11.2q12)	Doppi satelliti degli acrocentrici
Inv(3)(p12q12)	Aumento degli stalks degli acrocentrici
Inv(3)(p13q12)	Doppi stalks degli acrocentrici
Inv(5)(p13q13)	Inv(9)(p12q13)
Inv(10)(p11.2q11.2)	1, 9, 16 o Yqh+ o qh-
Inv(16)(p11.2q12.1)	
Inv(Y)(P11.2Q11.2)	

BIBLIOGRAFIA

Aiello V, Ricci N, Palazzi P, D'Agostino G, Azzini G, Calzolari E. New variant of chromosome 11. Am J Med Genet 50:294-295, 1994.

Aiello V, Astolfi N, Gruppioni R, Buldrini B, Prontera P, Bonfatti A, Sensi A and Calzolari E. Paracentric inversion of Yq and review of the literature. Genetic Counseling 18:379-382, 2007.

Aguilar L, Lisker R, Ruz L and Mutchinik O. Constitutive heterochromatin polymorphisms in patients with malignant diseases. Cancer 47:2347-2349, 1981.

Alberts B, Bray D, Lewis J, Raff M, Roberts K and Watson JD: Biologia molecolare della cellula. Zanichelli Bologna, 1991.

Ananiev EV, Phillips RL, Rines HW: "Chromosome-specific molecular organization of maize (Zea mays L.) centromeric regions". Proc Natl Acad Sci USA 95: 13073–13078, 1998.

Archidiacono N, Pecile V e Rocchi M: "A rare non heterochromatic 9p+ variant in two amniotic fluid cultures". Pren Diagn 4:231-233, 1984.

Arrighi FE, Hsu TC, Saunders GF "Localization of repetitive DNA in the chromosomes of Microtus agrestis by means of in situ hybridization". Chromosoma (Berl) 32,224-236, 1970.

Ausio J: "Structure and dynamics of transcriptionally active chromatin". J Cell Sci 102:1-5, 1992.

Babu A, Verma RS. "Identification of additional chromosome 18 in Edward syndrome using restriction endonuclease Alu I". Am J Hum Genet 37:43A, 1985.

Baccicchetti C, Lenzini E, Peserico A, Tenconi R, "Study on segregation and risk for abnormal offspring in carriers of pericentric inversion of the (p11-q13) segment of chromosome 2. Clin Genet 18:402-407, 1980.

Bayless-Underwood L, Sechin C, Ward B, Robinson A. "Two cases of prenatal diagnosis of a satellited Yq chromosome". Clin Genet 24(5): 359-364, 1983.

Barber JCK, Joyce CA, Collinson MN, Nicholson JC, Willatt LR, Dyson HM, Bateman MS, Green AJ, Yates JRW e Dennis NR: "Duplication of 8p23.1: a cytogenetic anomaly with no estabilished clinical significance." J Med Genet 35:491-496, 1998.

Barber JCK, Reed CJ, Dahoun SP e Joyce CA: "Amplification of a pseudogene cassette underlies euchromatic variation of 16p at the cytogenetic level". Hum Genet 104:211-218, 1999.

Barber JC: "Directly trasmitted unbalanced chromosome abnormalities and euchromatic variants". J Med Genet, 42:609-29, 2005.

Barber JCK: "Euchromatic heteromorphism or duplication without phenotypic effect?". Pren Diagn 14:323-324, 1994.

Bartsch O, Schwinger E "A simplified protocol for fluorescence in situ hibrydization with repetitive DNA probes and its use in clinical cytogenetics" Clin. Genet 40:47-56 1991.

Bennet P. "Demystified microsatellites". Journal of Clinical Pathology: Mol Pathol, 2000.

Blumberg BD, Shulkin JD, Rotter J, Mohandas T e Kaback MM: "Minor chromosomal variant and major chromosomal anomalies in couples with recurrent abortion". Am J Hum Genet 34:948-960, 1982.

Bobrow M, Madan K, Pearson PL, "Staining of some specific regions of human chromosomes particularly the secondary constriction of n.9 Nture (Lond.)" New Biol. 238,122-124, 1972.

Bobrow M: "Heterocromatic chromosome variation and reproductive failure". Exp Clin Immunogenet 2:97-105, 1985.

Bogart MH, Bradshaw C e Jones OW: "Prenatal diagnosis of euchromatic 16p+ heteromorphisms in two unrelated families". Prenat Diagn 11:417-418, 1991.

Bortotto L, Piovan E, Furlan R, Rivera H e Zuffardi O: "Chromosome imbalance, normal phenotype and imprinting". J Med Genet 27:582-587, 1990.

Brito-Babapulle V: "Lateral asymmetry in human chromosome 1, 3, 4, 15 e 16". cytogenet Cell Genet 29:198-202, 1981.

Brogger A e Urdal T: "Y chromosome types among 106 unrelated Norwegian males". J Hum Evol 7:421-423, 1978.

Bromley B, Liberman E, Laboda L, Benacerraf BR. "Echogenic intracardiac focus: a sonographic sign for fetal Down syndrome." Obstet Gynecol 86:998, 1995.

Brondum-Nielsen K, and Mikkelsen M "A ten year survey 1980-1990, of prenatally diagnosed small supernumerary marker chromosomes, identified by FISH analysis. Outcome and follow up of 14 cases diagnosed in a series of 12699 prenatal samples". Prenat. Diagn. 15:615-619, 1995.

Brookwell R e Veleba A: "Proximal 15q variant with normal phenotype in three unrelated individuals". Clin Genet 31:311-314, 1987.

Brown SW: "Heterocromatin". Science 151:417-425, 1966.

Browne CE, Dennis NR, Maher E, Long FL, Nicholson JC, Sillibourne J e Barber JCK: "Inherited interstitial duplication of proximal 15q: genotype-phenotype correlations". Am J Hum Genet 61:1342-1352, 1996.

Bryke CR, Breg WR, Potluri VR e Yang-Feng TL: "Duplication of euchromatin without phenotypic effects: a variant of chromosome 16". am J Med Genet 36:43-44, 1990.

Buckton KE, O'Riordan ML, Jacobs PA, Robinson JA, Hill R e Evans HJ : "C and Q band polymorphism in the chromosomes of three human populations". Ann Hum Genet 40:99-111, 1976.

Buckton KE, O'Riordan ML, Ratcliffe S, Slight J, Mitchell M, McBeath S, Keay AJ, Barr D e Short M: "A G band study of chromosomes in liveborn infants". Ann Hum Genet Lond 43:227-230, 1980.

Burk RD, Szabo P, O'Brien S, Nash WG, Yu L e Smith KD: "Organization and chromosomal specificity of autosomal homologs of human Y chromosome repeated DNA". Chromosoma 92:225-233, 1985.

Callen DF, Wollatt E, Sutherland GR. " Paracentric inversions in man". Clin Genet, 28, 87-92, 1985.

Caramelli D. "Antropologia molecolare", firenze università press, 2009.

Casperson T, Zeck L, Johansson C, Modest EJ. "Identification of human chromosomes by DNA-binding fluorescent agents". Chromosoma 1970; 30:215-27.

Chan NP, Ng MH, Cheng SH, Lee V, Tsang KS, Lau TT, Li CK, "Hereditary duplication of proximal chromosome 1q (q11q22) in a patient with T lymphoblastic lymphoma/leukaemia: a family study using G banding and comparative genomic hybridisation". J Med Genet 39(12): e 79, 2002.

Chandley AC, Gosden JR, Hargreave TB, Spowart G, Speed RM, McBeath S. "Deleted Yq in the sterile son of a man with a satellited Y chromosome (Yqs)". J Med Genet 26:145, 1989.

Chantot-Bastaraud S, Siffroi JP, Berkane N, Heim N, Herve F, Uzan S, Vendrely E: "Prenatal diagnosis of chromosome 12: implications for Genetic Counseling. Fetal Diagn Ther 18:111-113, 2002.

Charchar FJ, Svartman M, El-Mogharbel N, Ventura M, Kirby P, Matarazzo MR, Ciccodicola A, Rocchi M, D'Esposito M, Graves JA: "Complex events in the evolution of the human pseudoautosomal region 2 (PAR2). Genome Res 13:281-286, 2003.

Clark RE, Geddes D, Whittaker K e Jacobs A: "Myelodysplastic syndrome in a kindred with ins(16) (p11.2)". Clin Genet 33:418-423, 1988.

Collinson MN, Fisher AM, Walker J, Currie J, Williams L, Robert P: "Inv(10)(p11.2q21.2), a variant chromosome. Hum Genet 101:175-180, 1997.

Conferenza di Parigi 1971, "Standardization in human cytogenetics birth defects: orig.art.ser.VIII", (No7) March of dimes, New York 1972.

Conte RA, Gupta S, Brennan JP e Verma RS: "Rare variants of chromosome 9 with extra G-positive bands within the qh region are not alike". J Med Genet 32:405-406, 1995.

Couturier-Turpin MH, Ingster O, Salat-Baroux J, Feldmann G. "Report of a family case of satellited Y chromosome associated with severe oligoasthenoteratospermia."Ann Genet, 37:200, 1994.

Craig-Holmes AP, Moore FB e Shaw MW: "Polymorfism of human C-band heterocromatin". Am J Hum Genet 25:181-192, 1973.

Croci G, Camurri L e Franchi F: "A familial case of chromosome 16p variant". J Med Genet 28:60, 1991.

D'Alessandro E, De Matteis Vaccarella C, Lo Re ML, Cappa F, D'Alfonso A; Discepoli S, Della Penna MR e Del Porto G: "Pericentromeric inversion of chromosome 19 in three families". 80:203-204, 1988.

Dallapiccola B, Novelli G: "Genetica medica essenziale". Il Minotauro, 2006.

De Leo G, Ginelli E, Fasano S "Biologia e Genetica" EdiSES.

Del Porto G, Alessandro ED, Grammatico P. "Chromosome heteromorphisms and early recurrent abortions". Hum Reprod 8:755-758, 1993.

Dernburg, AF, Broman KW, Fung JC, Marshall WF, Philips J, Agard DA and Sedat JW. "Perturbation of nuclear architecture by long-distance chromosome interactions." Cell 85, 745-759, 1996.

Di Giacomo MC, Cesarano C, Bukvic N, Manisali E, Guanti G, Susca F. "Duplication of 9 p11.2-p13.1: a benign cytogenetic variant". Prenatal Diagnosis 24:619-622, 2004.

Djalali M, Steinbach P, Bullerdiek J, Holmes-Siedle M, Verschraegen-Spae MR, Smith A. "the significance of pericentric inversions of chromosome 2". Hum Genet, 72, 32-36, 1986.

Docherty Z, Hultén MA. "Extra euchromatic band in the qh region of chromosome 9". J Med Genet 22:156-157, 1985.

Doneda L, Gandolfi P, Nocera G, and Larizza L. "A rare chromosome 5 heterochromatic variant derived from insertion of 9qh satellite 3 sequences". Chromosome Research 6:411-414, 1998.

DonlonT.A and Magenis R.E. "Structural organization of the heterochromatic region of human chromosome 9". Chromosoma 84:353-363, 1981.

Dutrillaux B, Laurentic, Couturier J, Lejeunne J "Coloration par l'acridine orangende chromosomes prealabment traites par le 5-bromodeoxiuridine (BudR)" C.R. Hebd seances acad sci 276:3179-3181, 1973.

Dutrillaux B e Lejeunne J, "Sur una nouvelle technique d'analyse du human cariotype", 1971.

Dutrillaux B, Fosse AM, Prieur M, Lejeune J, " Analyse des échanges de chromatides dans les cellules somatiques humaines". Chromosoma, 1974

Earle E, Dale S, Choo KH. "Amplification of satellite III DNA in an unusually large chromosome 14p+ variant". Hum Genet 82: 187-190, 1989.

Emerit I, De Grouchy J, Vernant P, Corone P. "Chromosomal abnormalities and congenital heatr disease". Circulation, 36, 886, 1967.

Engelen JJM, Moog U, Evers JLH, Dassen H, Albrechts JCM, Hamers AJH. "Duplication of chromosome region 8p23.1[F0E0?]p23.3: a benign variant?". Am J Med Genet, 2000.

Entesarian M, Carlsson B, Mansouri MR, Stattin EL, Holmberg E, Golovleva I, Stefansson H, Klar J, Dahl N. A chromosome 10 variant with a 12 Mb inversion [inv(10)(q22.11q21.1)] identical by descent and frequent in the Swedish population. Am J Med Genet Part A 149 A:380-386, 2008.

Erdtmann B: "Aspects of evaluation, significance e evaluation of human C-band heteromorphism", 1982.

Felsenfield G: "Chromatin as an essential part of the transcriptional mechanism". Nature 355:219-224, 1992.

Ferguson-Smith MA, Ferguson-Smith ME, Ellis PM, Dickson M. "The sites and relative frequencies of secondary costrictions in human somatic chromosomes". Cytogenetics 1:325, 1962.

Fineman RM, Issa B, Weinblatt V. "Prenatal diagnosis of a large heteromorphic region in a chromosome 5: implication for genetic counseling". Am J Med Genet 32:498-499, 1989.

Florida G, Piantanida M, Minelli A et al.: "The same molecular mechanism at the matermnal meiosis I produces mono and dicentric 8p duplicvations". Am J Hum Genet 58:785-796, 1996.

Ford JH e Lester P:" Chromosomal variants and non disjunction". Citogen Cell Genet 21:300-303,1978.

Ford JH, Callen DF, Jahnke AB and Roberts CG. "Within pair difference of human chromosome 9 C-bands associated with reproductive loss". Hum Genet 61: 360-363, 1982.

Fowler JCS, Burgoyne LA, Baker EG, Ringenbergs ML e Callen DF: "Human satellite III DNA: genomic location and sequence homogeneity of the taqI deficient polymorphic sequences". Chromosoma 98:266-272, 1989.

Fowler JCS, Drinkwater RD, Skinner JD e Burgoyne LA: "Human satellite III DNA: an example of a macrosatellite polymorphism". Hum Genet 79:265-272, 1988.

Fransz PF, Vergunst AC, Jansen LET, Hans de Jong J and Hooykaas PJJ, "Cre/lox-mediated recombination in Arabidopsis: evidence for transmission of a traslocation and deletion event". Chromosoma, 2000.

Friedrich U."Centromere heteromorphism in chromosome 19". Clin Genet 28(4):358-359, 1985.

Fryns JP, Kleczkowska A, Smeets E, Van den Berghe H. "A new centromeric heteromorphism in the short arm of chromosome 20". J Med Genet, 25, 636-637, 1988.

Gardner and Sutherland. "Chromosome abnormalities and genetic counseling", 2004.

Gardner HA e Wood EM:"Variation in chromosome 19". j Med Genet, 16:79-80, 1979.

Garrick D, Fiering S, Martin DI, "Whitelaw e repeat-induced gene silencing in mammals". Nat genet, 18(1):56-9, 1998.

Gelehrter TD, Collins FS: "Manuale di genetica medica". Masson, 1993.

German J, Ehlers K H, Engle M A. "Familial congenital heatr disease.II. Chromosomal studies." Circulation, 34, 517, 1966.

Gibbons B, Tan SY, Barber JCK, Ng CF, Knight LA, Lam S, Ng I. "Duplication of 8p with minimal phenotypic effect transmitted from a mother to her two daughters". J Med Genet 36:419-422, 1999.

Gilbert SF:"Biologia dello sviluppo". Zanichelli Bologna, 1988.

Gilling M, Dullinger JS, Gesk S, Metzke-Heidemann S, Siebert R, Meyer T, Brondum-Nielsen K, Tommerup N, Ropers HH, Tümer H, Kalscheuer VM, Thomas NS: "Breakpoint cloning and haplotype analysis indicate a single origin of the common inv(10)(p11.2q21.2) mutation among Northern Europeans. Am J Hum Genet 78: 878-883, 2006.

Gondo Y, Okada T, Matsuyama N, Saitoh Y, Yanagisawa Y, Ikeda J E. "Human megasatellite DNA RS447: copy-number polymorphisms and interpecies conservation". Genomics 54:39-49, 1998.

Grady DL, Ratliff RL, Robinson DL, McCanlies EC, Meyne J, Moyzis RK. "Highly repetitive DNA sequences are present at human centromeres". *Proc Natl Acad Sci USA 89:* 1695–1699, 1992.

Grunstein M: "Histones as regulators of genes". Sci Am 267:68-74, 1992.

Gustavson KH, Kjessler B. "A variant chromosome 17 in a mother with repeated abortion and a 46,XY/47,XXY Klinefelter son". Upsala J Med SCI 83:119-122, 1978.

Guttenbach M, Haaf T, Steinlein C, Caesar J, Schinzel A, Schmid M. "Ectopic NORs on human chromosomes 4qter and 8q11:rare chromosomal variants detected in two families". J Med Genet 36:339-342, 2006.

Hand JL, Michels VV, Marinello MJ, Ketterling RP, Jalal SM. "Inherited interstitial deletion of chromosomes 5p and 16q without apparent phenotypic effect: further confirmation." Prenat Diagn 20:144-148, 2000.

Harada N, Takano J, Kondoh T, Ohashi H, Hasegawa T, Sugawara H, Ida T, Yoshiura K, Ohta T, Kishino T, Kajii T, Niikawa N, Matsumoto N. "Duplication of 8p23.2: a benign cytogenetic variant?". Am J Med Genet 111:285-288, 2002.

Harrison CJ, Jack EM, Allen TD e Harris R:"Investigation of human chromosome polimorphisms by scanning electron microscopy". J Med Genet 22:16-23, 1985.

Harti DL: "Genetica Umana". Zanichelli, 1991.

Hasegawa T, asamura S, Nagai T and Tsuchiya Y. "An unusual variant of chromosome 16 in three generations". Acta Paediatr Jpn 34(2):166-168, 1992.

Henning KA, Novotny EA, Compton ST, Guan X Y, Liu PP and Ashlock MA. "Human artificial chromosomes generated by modification of a yeast artificial chromosome containing both human alpha satellite and single-copy DNA sequences." Proc. Nat. Acad. Sci. USA 96, 592-597, 1999.

Heppell-Parton AC and Water JJ, "Robertsonian traslocation and an extra microchromosome: Indipendent origin identified by in situ hybridization" Clin. Genet, 39,33-96, 1991.

Hysert M, Bruyère H, Cote GB, Dawson AJ, Dolling JA, Fetni R, Hrynchak M, Lavoie J, McGowan-Jordan J, Tihy F, Duncan AMV. "Prenatal cytogenetic assessment and inv(2)(p11.2q13)". Prenat Diagn 26:810-813, 2006.

Hoo JJ, Chao MC, Samuel IP e Morgan AM: "Proximal 15q variant as possible pitfall in the cytogeneti diagnosis of Prader-Willi syndrome". Clin Genet 37:161-166, 1990.

Hoo JJ, Robertson A. "18ph+ is a normal chromosoma variant". Clin Genet 32:79-80, 1987.

Hoo JJ, Szego K, Wong P e Roland B: "Evidence of chromosome 9 origin of the euchromatic variant band within 9qh". Clin Genet 43:309-311, 1993.

Hood OJ, Rouse BM, Lockhart LH e Bodensteiner JB: "Proximal duplication of chromosome 15: clinical dilemmas". Clin Genet 29:234-240, 1986.

Hsu T.C. "A possible function of constitutive heterochromatin: the bodyguard hypothesis". Genetics (Suppl) 79:137-150, 1975.

Iwamoto T, Nakahori Y, Nakagome Y, Yajima M, Satomi Y, Osada T. "Pericentric inversion with a minute deletion of the Y chromosome in a severely oligozoospermic man. Clin Genet 48:272, 1995.

Jabs EW, Carpenter N. "Molecular cytogenetic evidence for amplification of chromosome-specific alphoid sequences at enlarged C-bands on chromosome 6". Am J Hum Genet 43:69-74, 1988.

Jalal SM, Dewald GW: "Form of 15q proximal duplication appears to be a normal euchromatic variant". Am J Med Genet 52:495-497, 1994.

Jalal SM, Kukolich MK, Garcia M e Day DW: "Euchromatic 9p+ heteromorphism in a family". Am J Med Gen 37:155-156, 1990.

Jalal SM, Schneider NR, Kukolich MK, Wilson GN. "Euchromatic 16p+ heteromorphism: first report in North America". Am J Med Genet 37(4):548-550, 1990.

Johannson B, Mertens F, Palm L, Englesson I e Kristoffersson U: "Duplication 18p with mild influence on the phenotype". Am J Med Genet 29:871-874, 1988.

Kaiser P. "Pericentric inversions. Problems and significance for clinical genetics". Hum Genet, 68, 1-47, 1984.

Karpen G and Allshire R, " The case for epigenetic effects on centromere identity and function". Trends Genet 13, 489-496, 1997.

Khul H, Rottger S, Heilbronner H, Enders H, Schempp W. "Loss of the Y chromosomal PAR2-region in four familiar cases of satellited Y chromosomes (Yqs)". Chromosome RES. 9(3):215-22, 2001.

Kivi S and Mikelsaar AA: "Q and C band polimorphism in patients with ovarian or breast carcinoma". Hum Genet 56:111-114, 1980.

Knight LA, Soon GM e Tan M: "Extra G positive band on the long arm of chromosome 9". J Med Genet 30:613, 1993.

Knight SJ, Lese CM, Precht KS, Kuc J, Nin g Y, Lucas S, Regan R, Brenan M, Nicod A, Lawrie NM, Cardy DL, Nguyen H, Hudson TJ, Riethman HC, Ledbetter DH, Flint J. "An optimized set of human telomere clones for studying telomere integrity and architecture." Am J Hum Genet 67:320-32, 2000.

Knight SJL, Horsley SW, Regan R, Lawrie NM, Maher EJ, Cardy DLN, Flint J, Kearney L. "Development and clinical application of an innovative fluorescence in situ hybridization technique which detects submicroscopic rearrangements involving telomeres". Eur J Hum Genet 5:1–8, 1997.

Koklanaris N, Roman AS, Perle MA. "Isolated echogenic intracardiac foci in patients with low-risk triple screen results: assessing the risk of Trisomy 21." J. Perinat Med 33:539-542, 2005.

Kornberg RD e Lorch Y: "Chromatin structure and trascription". Annu Rev Cell Biol 8:563-587, 1992.

Lacbawan FL, White BJ, Anguiano A, et al. "Rare interstitial deletion (2)(p11.2p13) in a child with pericentric inversion (2)(p11.2q13) of paternal origin". Am J Med Genet 87:139-142, 1999.

Lee DH, Han JS, Lee WG, Lee SW, Rho HM. "Quadruplex amplification of polymorphic STR loci in Korean population". Int journ of legal medicine vol 111, no 6, 320-322, 1997.

Leonard C, Hazael-Massieux P, Bocquet L, Larget-Piet L, Boue J. "Inversion pericentrique inv(2)(p11q13) dans des familles non apparentees". Humangenetik 28:121-128, 1975.

Lewin B: "Il gene". Zanichelli Bologna, 1985.

Lin CL, Gibson L, Pober B, Yang-Feng TL. "A de novo satellited short arm of the Y chromosome possibly resulting from an unstable translocation." Hum Genet 96:585-8, 1995.

Liou JD, Ma JJ, Gibson LH, Su H, Charest N, Yun-Fai, Lau C and Yang-Feng T.L.: "Cytogenetic and molecular studies of a familiar paracentric inversion of Y chromosome present in a patient with ambiguous genitalia." American Journal of Medical Genetics 70,134–137, 1997.

Litcher P, Cremer T, Tang CJ, Watkins PC, Manuelidis L, Ward DC. "Rapid detection of human chromosome 21 aberrations by in situ hybridization." Proc Natl Acad Sci USA 85, 9664-9668, 1988.

Lopez Pajares I, Villa O, Salido M, Mori MA, Gonzalez A, Lapunzina P, De Torres ML, Vallcorba I, Palomares M, Fernandez L, Delicado A. "Euchromatic variant 16p+. implications in prenatal diagnosis". Prenat Diagn 26:535-538, 2006.

Ludowese CJ, Thompson KJ, Sekhon GS e Pauli RM: "Absence of predictable phenotypic expression in proximal 15q duplications". Clin Genet 40:194-201, 1991.

Luke S, Verma RS, Conte RA, Mathews T. "Molecular characterization of the secondary constriction region (qh) of human chromosome 9 with pericentric inversion". J Cell Sci, 1992.

Luke S, Verma RS, PeBenito R, Macera MJ. "Inversion-diplication of bands q13-q21 of human chromosome 9". Am J Med Genet 40:57-60, 1991.

Lyon MF, "X-Chromosome inactivation and developmental patterns in mammals." Biologica reviews. 47: 1-35, 1972.

Macera MJ, Verma RS, Conte RA, Bialer MG e Klein VR: "Mechanisms of the origin of an extra G-positive band within the secondary constriction region of chromosome 9". Cytogenet Cell Genet 69:235-239, 1995.

MacDonald IM, Cox DM. "Inversion of chromosome 2(p11q13): frequency and implications for genetic counselling". Hum Genet 69, 281-283, 1985.

Madan K. "An extra band in human 9qh+ chromosome". Hum Genet 43:259-264, 1978.

Madan K, Seabright M, Lindenbaum RH e Bobrow M: "Paracentric inversions in man". J Med Genet 21 (6): 407-412, 1984.

Madan K, Nieuwint AW: "Reproductive risks for paracentric inversion heterozygotes: Inversion or insertion? That is the question." American Journal of Medical Genetics 107, 340-343, 2002.

Mangiarotti G: "Dai geni agli organismi". Piccin, 1994.

Maraschio P, Tupler R, Rossi E, Barbierato L, Uccellatore F. "A novel mechanism for the origin of supernumerary marker chromosomes". Human Genetics, vol. 97, number 3, pages 382-386, 1996.

Martini T, Gasparini R, Pflueger. "Inheritance of an unusual chromosome 4 variant through three generation". Abstracts 8th International Congress of Human Genetics pag 180 n° 954, 1991.

McGavin DDM, Cant JS, Ferguson-Smith MA, Ellis PM. "Cri-du-chat syndrome with an apparently normal karyotype" Lancet, 2, 326, 1967.

Miller I, Songster G, Fontana S, Hsieh CL. "Satellited 4q identified in amniotic fluid cells. Am J Med Genet, 55:237-239,1995.

Miller I, Therman E, Orlando J, Springer-Verlag. "Human Chromosome". New York, 2001.

Moore EC, Anders JM, Emanuel R. "Inheritance of marker chromosomes from a cytogenetic survey of congenital heart disease". Ann Human Genet, 30, 77, 1966.

Muller HJ, Klinger HP e Glasser M: "Chromosome polymorphism in a human newborn population". Cytogen Cell Genet 15:239-255, 1975.

Novelli G, Giardina E, "Genetica medica pratica" Aracne.

O'Malley DP, Storto PD. "Confination of the chromosome 8p23.1 euchromatic duplication as variant with no clinical manifestations". Prenat Diagn 19:183-184, 1999.

Overhauser J, Golbus MS, Schonberg SA, Wasmuth JJ. "Molecular analysis of an unbalanced deletion of the short arm of chromosome 5 that produces no phenotype". Am J hum Genet 39: 1-10, 1986.

Palka G, Ciccotelli G, Sabatino G, Calabrese G, Guanciali-Franchi P, Stuppia L, Parruti G, Di Virgilio C, Di Sante O. "Cytogenetic study of the heterochromatic polymorphism in 100 subjects with Down syndrome and their parents". Am J Med genet Supp 7: 201-203, 1990.

Parcheta B, Skawinski W, Wisniewski L: " Polymorphisms of the human Y chromosome". Genetica Polonica 24(2): 91-199, 1983.

Pardue ML, Gall JG "Chromosomal localization of mouse satellite DNA". Science 168:1356-1358, 1970.

Park JP, Rawnsley BE "Prenatal detection of chromosome 20 variants (20ph+, 20ps)". prenat diagn 16(8):771-4, 1996.

Perreault SD, "Chromatin remodeling in mammalian zygotes". Mutat Res 296:43-56, 1992.

Petkovic I, "Costitutive heterocromatin of chromosomes no. 1, 9 and 16 in 90 patients with malignant disease and 91 controls". Canc Genet Cytogen 19(2):151-158, 1983.

Petrovic V, "A new variant of chromosome 3 with unusual staining properties". J Med Genet, 25, 781-782, 1988.

Phillips RB, "Pericentric inversions inv(2)(p11q13) and inv(2)(p13q11) in 2 unrelated families". J Med Genet 15:388-390, 1978.

Pinel I, Bustamante AD, Urioste M, Felix V, Ureta A e Martinez-Frias ML: "An unusual variant of chromosome 16". Hum Genet 80:194, 1988.

Pinkel D, Landegent J, Collins C, Fuscoe J, Segrales R, Lucas J, Gray JW: "Fluorescence in situ hibridization with human chromosome-specific libraries: delection of trisomy 21 and traslocation of chromosome 4" Proc mate Acad Sci, USA 85:91-138-9142, 1988.

Popescu NC, Dipaolo JA, "Cytogenetics of Syrian hamster and its relationships to in vitro neoplastic transformation". Prog exp tumor res, 24:2-16, 1979.

Priest JH, Peakman DC, Patil SR Robinson A. "Significance of chromosome 17ps+ in three generation of a family". Journal Med Genet 7:142-147, 1970.

Rocchi M, Archidiacono N, Ward DC Baldini A. "A human chromosome 9 specific alphoid DNA repeat spatially resolvable from satellite

3 DNA by fluorescent in situ hybridization". Genomics 9:517-523, 1991.

Rodriguez-Gòmez MT, Martìn-Sempere MJ e Abrisqueta JA: "C band lenght variability and reproductive wastage". Hum Genet 75:56-61, 1987.

Romain DR, Whyte S, Callen DF, Eyre HJ. " a rare heteromorphism of chromosome 20 and reproductive loss". J Med Genet, 28, 477-478, 1991

Roland B, Chernos JE, Cox DM. " 9qh+ variant band in two families". Am J Med Genet 42:137-138, 1992.

Romain DR, Whyte S, Callen DF and Eyre HJ. "A rare heteromorphism of chromosome 20 and reproductive loss". J Med Genet 28:477-478,1991.

Russel PJ: "Genetica III". Edises, 1994.

Schad "Method for sequential stainig of GTL-banded methaphases with fluorescent-labeled chromosome-specific paint probes". American Journal of Medical Genetics Vol 46, issue 1, pag. 98-103, 1991.

Schmid E, Bauchinger M. "Structural polymorphism in chromosome 17". Nature 221:387-388, 1969.

Schinzel A: "Catalogue of Unbalanced Chromosome Aberration in Man". Walter de Gruyter-Berlin-New York. 795-811,1984.

Schmid CW: "Alu: structure, origin, evolution, significance and function of one-tenth of human DNA". Prog Nucleic Acid Res Mol Biol 53, 283-319, 1996.

Schmid M, Haaf T, Solleder E, Schempp W, Leipoldt M, Heilbronner H: "Satellited Y chromosomes: Structure, origin, and clinical significance". Human Genetics 67, 72-85, 1984.

Schweizer D, Ambros P, and Andrle M, "Modifcation of DAPI banding on human chromosomes by prestaining with a DNA-binding oligopeptide antibiotic, Distamycin A". Expermental Cell Research, 111, 327-332, 1978.

Seabright M, Gregson NM e Johnson M: "A familial polymorphic variant of chromosome 5". J Med Gen 17:444-446, 1980.

Seabright M, "High resolution on the pattern of induced exchanges in the human karyotipe". Chromosoma, 1972.

Sensi A, Gruppioni R, Aiello V, Bonfatti A, Buldrini B, Beltrami N, Orlandi F, Calzolari E. "Satelliti ectopici:un caso 21qs in diagnosi prenatale. Congresso SIGU, 2007.

Shaffer LG, Slovak ML, Campbell LJ. "ISNC An International System for Human Cytogenetic Nomenclature (2009)".

Serra A, Brahe C, MillingtonWard A, Neri G, Tedeschi B and Summer AT. "A simple technique for demonstrating centromeric heterochromatin". Exp Cell Res 75: 304-306, 1990.

Spak DK, Johnston K, Donlon TA. "A non-centromeric C band variant on chromosome 10q23.2". J Med Genet 32:532-534, 1989.

Spedicato FS, Di Comite A e Tohidast-Akrad M: "An unusual variant chromosome 9 with an extra C negative, G dark segment in the short arm". Clin Genet 28:162-165, 1985.

Stallard M. e Van Dyke D: "Familial duplication of proximal 15q in normal individuals". Am J Hum Genet 39:133, 1986.

Storto PD, Diehn TN, O'Malley DP, Bullard BA, Netzloff ML, VanDyke DL, Feldman GL, Precht KS, Ledbetter DH, Lese CM. "Satellited chromosome 10 detected prenatally in a fetus and confirmed as mosaic in a parent". Prenat Diagn 19:1088-1089, 1999.

Strachan T, Read AP. "Human molecular genetics 2". Ch 18, cancer genetics, 1999.

Sumner AT, Evans HJ, Buckton KE, "Cytological mapping of human chromosomes: results obtained with Quinacrine fluorescence and the Acetic-Saline-Giemsa techniques". Chromosoma, 1971.

Sutherland GR e Eyre H: "Two unusual G band variants of the short arm of chromosome 9". Clin Genet 19:331-334, 1981.

Sutherland GR e Gardner RJ: "Chromosome abnormalities and genetic counseling". Oxford University Press, New York Oxford, 1996.

Tagarro I, Wiegant J, Raap AK, Gonzáles-Aguilera JJ, Fernández-Peralta AM. "Assignment of human satellite I DNA as revealed by fluorescent in situ hybridization with oligonucleotides". *Hum Genet 93*: 125–128, 1994.

Therman E: " Human chromosomes structure, behavior, effects". Springer-Verlag New York, Berlino, Heidelberg, Tokio, 1985.

Thompson PW e Roberts SH: "A new variant of chromosome 16". Hum Genet 76:100-101, 1987.

Thompson PW, Roberts SH e Rees SM: "Replication studies in the 16p+ variant". Hum Genet 84:371-372, 1990.

Tsai CH, Graw SL, McGavran L. "8p23 duplication reconsidered: is it a true euchromatic variant with no clinical manifestation ?". J Med Genet 39:769-774, 2002.

Turolla L, Baccichetti C e Artifoni L: "A new family with extra material on proximal 15q". Ann Genet 32:230-232, 1989.

Verma RS, Batish SD, Gogineni SK, Kleyman SM e Stetka DG: "Centromeric alphoid DNA heteromorphisms of chromosome 21 releveted by FISH-technique". Clin Genet 51:91-93, 1997.

Verma RS, Dosik H, Scharf T e Lubs HA: "Length heteromorphisms of fluorescent (f) and non fluorescent (nf) segments of human Y chromosome: classification, frequencies and incidence in normal caucasians". J Med Genet 20:102-106, 1978.
Verma RS, Rodriguez J, Dosik H. "Human chromosomal heteromorphisms in American blacks. Higher incidence of pericentric inversions of secondary constriction region (h)". Am J Med Genet 8:17-25, 1981.
Verma RS, Babu A. "18ph+ is a so-called normal chromosomal variant". Clin Genet 32: 419-420, 1987.
Verma RS, Luke S, Brennana JP, Mathews T, Conte RA e Macera MJ: "Molecular topography of the secondary constriction region (qh) of human chromosome 9 with an unusual euchromatic band". Am J Hum Genet 52:981-986, 1993.
Vogel F e Motulsky AG: "Genetica Umana". McGraw Hill Milano, 1988.
Voss R, Ben-Simon E, Avital A,Godfrey S, Zlotogora J, Dagan J, Tikochinski Y and Hillel J. "Isodisomy of chromosome 7 in a patient with cystic fibrosis: could uniparental disomy be common in humans?". Am J Hum Genet 45:373-380, 1989.
Wallrath L, "Unfolding the mysteries of heterochromatin". Curr. Opin. Genet. Dev. 8: 147–153, 1998.
Wahls WP et al. "Hypervariable minisatellite DNA is a hotspot for homologus recombination in human cells", 1990.
Watson JD, Hopkins NH, Roberts JW, Argetsinger Steitz J e Weiner AM: "Biologia molecolare del gene". Zanichelli Bologna, 1989.
Webb GC, Kruminis EJM, Eichenbaum SZ, Vaullaure LE, Earle E e Choo KH: " Non C-banding variants in same normal families might be omogeneously staining regions". Hum Genet 82:59-62, 1989.
Wickstrom EA, Thangavelu M, Parilla BV, Tamura RK, Sabbagha RE. "A prospective study of the association between isolated fetal pyelectasis and chromosomal abnormality." Obstet Gynecol, Sep, 88:3, 379-82, 1996.
Wilkinson TA and Crolla JA. "Molecular cytogenetic characterization of three familial cases of satellited Y chromosomes." Hum Genet 91:389. 1993.
Willatt et al., Europ J Hum Genet 15:45-52, 2007.
Williams L, Larkins S, Roberts E e Davison EV: "Two further cases of variation in band 8p23.1. Not always a benign variant?". J Med Genet 33:A3.020, 1996.
Wilson RD, Lynch S, Lessoway VA. "Fetal pyelectasis: comparison of postnatal renal pathology with unilateral and bilateral pyelectasis."Prenatal Diagnosis, vol. 17(5):451-455, 1997.

Witt DR, Lew SP, Mann J. "Heritable deletion of band 16q21 with normal phenotype: relationship to late replicating DNA". Am J Hum Genet 43:A127, 1988.

Wolff DJ, Raffel LJ, Ferrè MM e Schwartz S. "Prenatal ascertainment of inherited dupl(18p) associated with an apparently normal phenotype". Am J Genet 41:319-321, 1991.

Yamada K. "Population studies of inv(9) chromosomes in 4,300 japanese: incidence, sex difference and clinical significance". JPN J Human Genet 37: 293-301, 1992.

Young M W. "Middle repetitive DNA: a fluid component of the Drosophila genome." Proc. Natl.acad. Sci. USA 76: 6274-6278, 1979.

Yunis JJ, "High resolution of human chromosomes". Science. 191:1268-1270, 1976.

Zaslav AL, Blumenthal D, Fox JE, Thomson KA, Segraves R e Weinstein ME: "A rare inherited euchromatic heteromorphism on chromosome 1". Prenat Diagn 13:569-573, 1993.

Zaslav AL, Pierno G, Fougner A, Jacob J, Shikora G, Kazi R, Blumenthal D, Fakhry A e Fox JE. "Prenatal diagnosis of a rare inherited heterochromatic variant chromosome 4". Am J Med Genet 126A:420-422, 2004.

Finito di stampare nel mese di dicembre 2016
presso Press Up S.r.l. – stabilimento di Nepi (VT)

Made in United States
North Haven, CT
10 November 2026

22100376R00085